Hábitos y Estilos de Vida para Adelgazar

"Adelgazar Comiendo"

D. José Vargas Padilla

C.V.

José Vargas Padilla, nació en Málaga, en pleno corazón de la Costa del Sol, a un paso de la Alhambra Granaina, lugar que visita todos los años. Educado por Jesuitas en su tierra natal, donde adquirió el hábito de ser lector voraz y crítico. A posteriori, entre su formación adquirida, podemos destacar su Máster en "Gestión de Residencias y Servicios para la Tercera Edad", además de su especialización en "Administración y Gestión de Empresas". Viajero apasionado y Chef los fines de semana, trabaja desde hace mas de una década en Web Design y Nuevas Tecnologías, otra de sus grandes pasiones.

ISBN: 9781981037148

www.guiasgourmetparacurrantes.com
Email: info@guiasgourmetparacurrantes.com

Contenido

Contenido

Dedicatoria

A Narda, con cariño.

A mi madre, a mi padre y a la familia.

A los lectores…

PARA EMPEZAR

Nos suelen vender la "moto" que adelgazar es hacer Dieta, que nos permitirá perder unos kilos rápidamente, que después recuperaremos con la misma velocidad, en el llamado "efecto rebote".

Bulos y Modas, normalmente promovido por las grandes multinacionales de la alimentación industrializada, respaldada por personas poco informadas o quizás subvencionadas, nos venden productos milagrosos a precios ruinosos para nuestra cartera, con el objetivo final de adelgazar, pero solo será algo momentáneo, pues la realidad, es que si deseamos tener una vida sana y sin problemas de sobrepeso, debemos cambiar nuestros Hábitos, pero esto es un proceso que nos exige un esfuerzo.

Los Hábitos definen nuestro estilo de vida, lo que somos o seremos en un futuro, si tendremos una larga vida con salud o será corta con infinidad de problemas...

OTROS?

La información presentada en esta obra es simple material informativo y no sustituye la consulta de cualquier otro profesional.

El autor y el editor están exentos de toda responsabilidad sobre daños y perjuicios, pérdidas o riesgos, personales o de cualquier otra índole, que pudieran producirse por el mal uso de la información aquí proporcionada.

Y sobre todo, a los que lean este libro: "Habitos y Estilos de Vida para

Adelgazar", que espero les sirva para adelgazar comiendo, y si lo desean, pueden aportar ideas y propuestas para su ampliación, para lo cual les dejo mi contacto:

Email: info@guiasupervivenciaenelsuper.com

LIBROS COLECCIÓN RECETAS Y LUGARES DE EUROPA ORIENTAL

√ **Cenando en Atenas. Grecia al alcance de todos.**

√ **Cenando en Sofía. Bulgaria al alcance de todos.**

√ **Cenando en Bucarest. Rumania al alcance de todos.**

√ **Cenando en Kiev. Ucrania al alcance de todos.**

√ **Cenando en Moscú. Rusia al alcance de todos.**

√ **Cenando en Constantinopla. Estambul al alcance de todos.**

√ **Un Paseo por el Arte y la Historia de Bizancio.**

LIBROS DE LA SERIE "ADELGAZAR COMIENDO"

√ **Guía para Adelgazar sin Dietas y Comiendo: Perder Peso sin Pasar Hambre.**

√ **Las Recetas Antikilos.**

√ **Las Recetas de Wok AntiKilos.**

√ **Diez Súper Alimentos que te harán Adelgazar.**

√ **Recetas para Mochileros & Viajeros.**

OTROS LIBROS DE LA COLECCIÓN EL ARTE ANDALUSÍ.

√ **El Arte Andalusí. De la Alhambra a la Mezquita de Córdoba.**

√ **El Arte Andalusí. La Alhambra de Granada.**

√ **El Arte Andalusí. La Giralda de Sevilla.**

√ **El Arte Andalusí. Los Reales Alcázares de Sevilla.**

√ **El Arte Andalusí. La Giralda de Sevilla.**

LIBROS DE LA COLECCIÓN UNA CENA EN DOS HORAS.

√ Una Cena Árabe en Dos Horas.

√ Una Cena Marroquí en Dos Horas.

√ Una Cena de Túnez en Dos Horas.

√ Una Cena de Egipto en Dos Horas.

√ Una Cena de Siria en Dos Horas.

√ Una Cena del Líbano en Dos Horas.

√ Una Cena Turquía en Dos Horas.

√ Una Cena de Persia en Dos Horas.

√ Una Cena de Palestina & Israel en Dos Horas.

√ Una Cena Andalusí en Dos Horas.

OTROS LIBROS

√ Café Gourmet para Currantes. En Amazon y en El Corte Ingles.

LIBROS COLECCIÓN REDESCUBRIENDO LAS AMÉRICAS

√ Recetas del Perú, Lima o Cuzco. Redescubriendo Las Américas.

√ Recetas de México. Redescubriendo Las Américas.

√ Recetas de Cuba y La Habana. Redescubriendo Las Américas.

√ Recetas de Colombia y Bogotá. Redescubriendo Las Américas.

√ Recetas de Ecuador y Quito. Redescubriendo Las Américas.

√ Recetas de Argentina y Buenos Aires. Redescubriendo Las Américas.

√ Recetas de Brasil y Rio de Janeiro. Redescubriendo Las Américas.

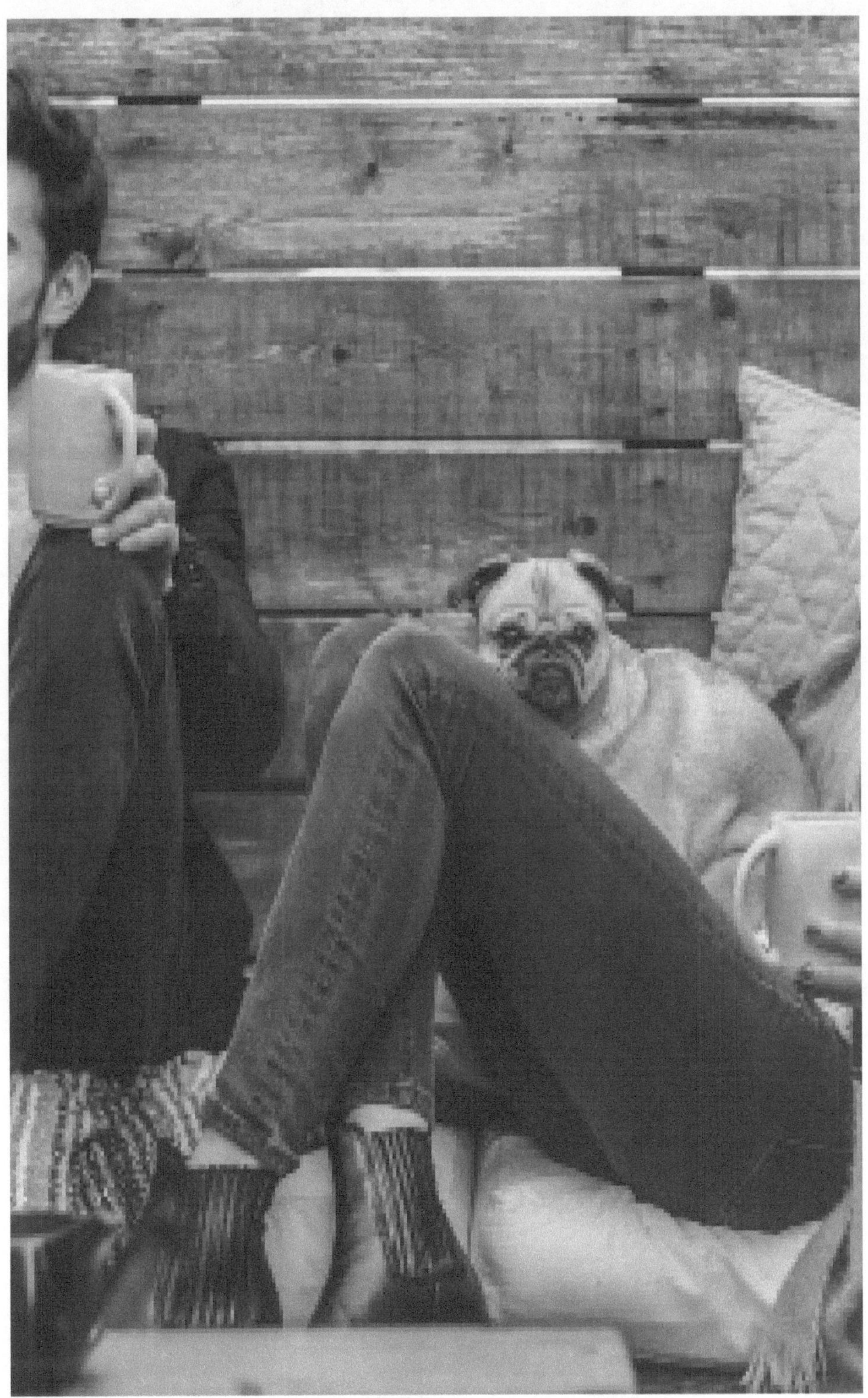

CAPÍTULO 2. QUE ES UN HÁBITO?.

2. QUE ES UN HÁBITO?.

2.1 INTRODUCCIÓN

Nuestro Cerebro es una maravilla de la Evolución o de la Creación de Dios, que permite que las labores más sencillas sean recordadas de manera inconsciente, para repetirlas de manera automática, para poder dedicar nuestra mente a labores más interesantes.

Si tenemos un coche, podremos observar que cambiamos las marchas y los pies en los pedales, sin ningún esfuerzo, ya que con la repetición lo hemos convertido en una costumbre o habito.

Los hábitos se adquieren mediante la repetición, una y otra vez, hasta que nuestro cerebro los graba en nuestras neuronas, y pueden ser negativos, como levantarnos tarde, comernos un bollo azucarado a media mañana o tumbarnos en el sofá después de un día de trabajo.

Si somos capaces de dejar de hacer esa actividad negativa para nuestra vida o habito, sustituyéndolo por otro, por ejemplo comer una pieza de fruta a media mañana, durante varios meses, automáticamente el cerebro lo grabara, como un disco duro de un ordenador, sin que nos suponga ningún esfuerzo en el resto de nuestra vida.

Los Hábitos lo decidimos nosotros mismos, durante nuestra vida, aunque hemos de reconocer, que influencias externas, como la familia o amistades, pueden forzarnos a ello, sino somos capaces de decir NO, en ciertas ocasiones...

En los siguientes capítulos veremos cómo lograr ir cambiando los Hábitos claves para una larga vida saludable.

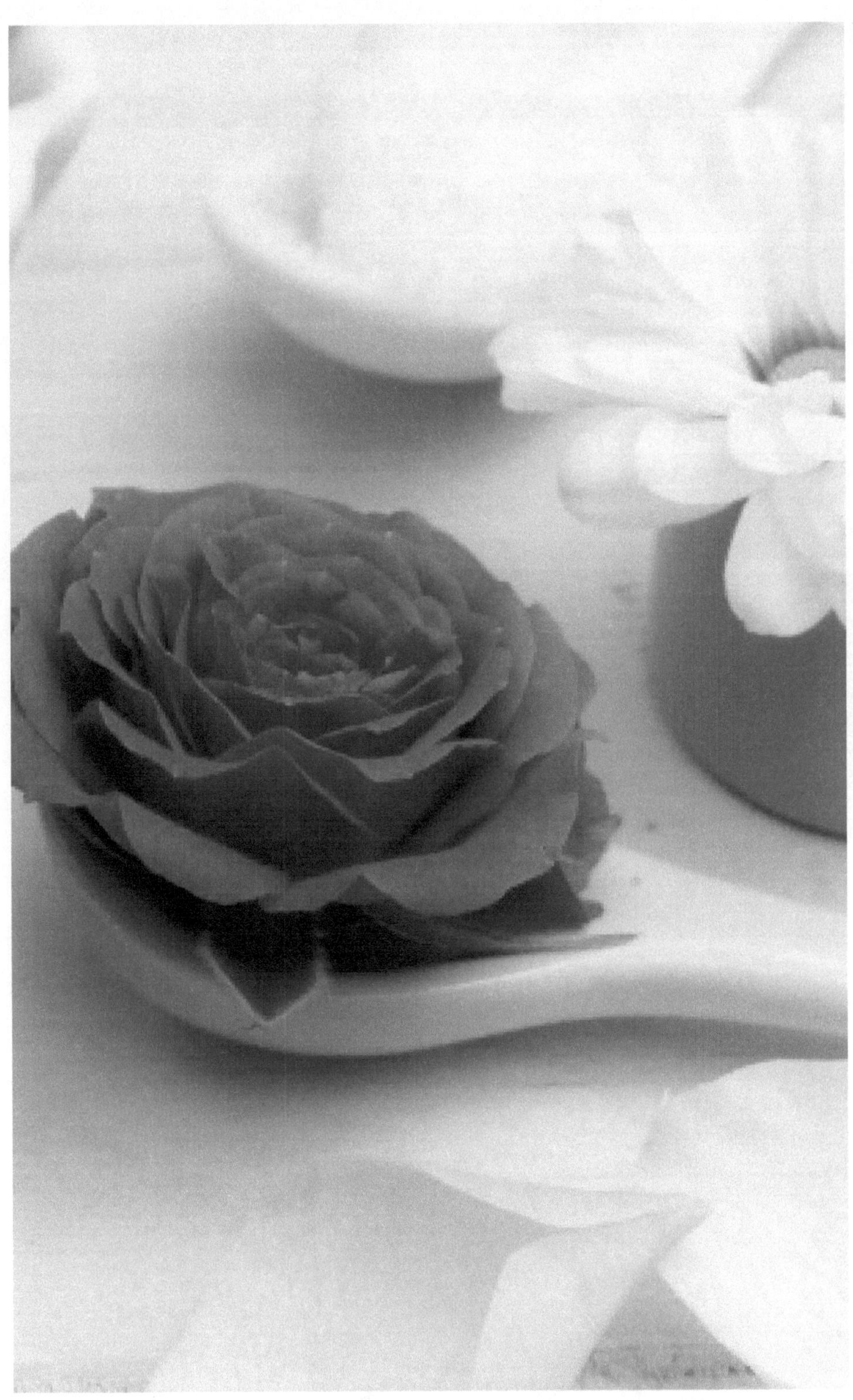

CAPÍTULO 3. CUIDATE.

3. CUIDATE.

3.1 POR QUÉ?

Todos tenemos algún amigo o conocido que no son felices, que tratan de de olvidar la soledad buscando rápidamente una pareja, participando en un consumismo extremo que no pueden pagar, o enganchándose a diferentes tipos de drogas (incluida las redes sociales), como solución a sus problemas.

No comprenden que la felicidad o una vida feliz, parte del interior de cada uno, y que puede ser compartida con los demás, pero NO puede ser robada a los demás, para que nosotros la poseamos.

Inclusive la Felicidad personal se basa sobre un pequeño gen egoísta, el vernos bien con nosotros mismos y que los demás nos vean bien, y como dice un viejo refrán de la Edad Media, "el buen paño no se vende en un arcón", este es el primer paso para larga vida saludable.

Cuídate a ti mismo, un Hábito básico, para dar la oportunidad a que los demás puedan conocern

3. CUIDATE.

3.2 COMO LOGRARLO?

Aprender a Cuidarnos, se comienza aprendiendo a comprar o crear un Hábito de compra, de productos necesarios para una vida digna, que nos permita sentirnos felices con nosotros mismos y compartirlos con los demás.

√ La Higiene Personal, en una sociedad gregaria como la nuestra, es obligatoria, y no solo hablamos de darnos una ducha...

El cabello es una de la partes más visibles de nuestro cuerpo, y eso lo tienen claro las chicas, pero no tanto los chicos, que nos creemos que por llevar una barba larga y mal cuidada estamos a la moda, pero si nos somos capaces de dedicar un tiempo a ello, mejor ir bien afeitado.

* Una visita mensual a la peluquería, no es ninguna ruina económica, aunque si observamos con detenimiento al caminar por cualquier calle de nuestra ciudad, algunos aun no lo saben.

Eso de utilizar gel de ducha para el pelo, es un error bastante habitual, cuando un buen champú adaptado a nuestra características, apenas cuesta tres euros, aunque existan marcas lujosas al triple de precio.

Tres minutos al afeitado mañanero, con una buena maquinilla de varias hojas, nos ahorrara tiempo y dinero, además de hacernos sentirnos más "guapos" cuando nos miramos al espejo.

Ni decir, que una buena espuma de afeitar o una loción post afeitado, deben ser parte de nuestro hábito matinal.

* Uno de los peores hábitos de compra para nuestro cuidado personal, es adquirir el típico bote enorme de Gel de baño de un euro, en ocasiones del chino, que nos dejara una piel áspera y mal oliente.

Un buen gel de baño, a mi personalmente me gusta Dark Temptation de Axe, aunque tiene un precio superior, a niveles prácticos suele costar lo mismo, pues se utiliza la mitad por baño, te dejara un olor agradable durante horas.

3. CUIDATE.

* La Piel envejece rápidamente por culpa del Sol, y utilizar una crema hidrante ya no es cuestión de sexos, sino de pura lógica, podemos comprar las típicas de tres euros del Supermercado alemán, con una buena relación calidad precio o pagar 100€ por una marca de renombre, es cuestión de lo que queramos gastar.

Otra manera de retrasar el envejecimiento en verano, es utilizar cremas solares de factores altos, es decir invertir cinco euros una vez al año.

√ Los Olores, forman parte de la Higiene personal, y las chicas tiene un olfato mil veces superiores al de los chicos, es algo que siempre debemos recordar.

Mi amigo A... parece un oso, que en si no tiene importancia, pero el pelo retiene los olores del sudor durante horas, y eso es un problema, sobre todo si llevas una alimentación inadecuada, por ello, debemos cuidar ese aspecto, eso de pensar que los "hombres" no se depilan es algo del siglo XIX y estamos en el XXI.

Mi padre, con sus noventa años, es de la vieja escuela, sigue comprando su bote de litro de colonia de un euro, que no sirve para nada, pues al minuto ya desapareció los aromas, pero si tenemos algunos años menos, adquirir una buena Colonia es básico, otro hábito de compra que debemos adquirir.

* Cada persona tiene su propia personalidad y presupuesto, los aromas de Hugo Boss me encantan, pero su precio es casi inalcanzable por sus 50€, pero el Mercadona tiene imitaciones casi perfectas a una decima parte de su precio, así que debemos adquirír varias, hasta que encontremos la más adecuada a nuestro estilo de vida, pero que conserven el olor durante varias horas...

Cocinar con especias pueden dejarte olores algo fuertes, es algo que digo por propia experiencia, por ello debemos llevar el típico espray bucal, sin olvidar que toda la higiene bucal, desde un buen cepillo eléctrico (que es un 200% más eficaz), una pasta de diente de calidad que nos puede salir por dos o tres euros, o un enjuague bucal digno (nada del chino, pero tampoco es necesario el de la marca televisiva de cinco euros).

* Las chicas son mil veces más inteligentes que los chicos, hemos de reconocerlo, aunque nos duela, por ello siempre llevan su Kit de belleza portátil, y los chicos debemos llevar nuestro Kit anti olores (Colonia, Desodorante, Es

pray Bucal, etc.) portátil o en el coche.

No podemos terminar este apartado sin hablar de los Desodorantes, del éxito que tiene esos botes de a un euro, que venden en Supermercado o en los Chinos, que por su puesto, escuecen al echárselo, pero de aromas u olores agradables nada, por ello, invertir dos o tres euros, en uno de calidad, de los que dicen que perduran 24 horas (aunque en realidad, son ocho horas con suerte), es otro hábito de comprar que debemos adquirir, aunque la tentación baratil perdura meses.

√ La Moda, no debe ser confunda con el vestir de manera digna, aunque si ganamos seis mil euros al mes, podemos comprar o más bien realizar un consumismo impulsivo, un sinfín de ropa que nunca llegaremos a utilizar.

Como me conto una amiga que se dedicaba a eso del estilismo vestil, lo importante es la calidad y el corte de la ropa, no su logo, pues podemos comprar un polito del señor Lauren, a más de cien euros, y que luego el material sea de baja calidad, una mezcla de sintéticos, y un corte que te deja como si vistieras como la Mona Lisa.

* Mejor las Fibras Naturales, como el algodón o la lana, ya que traspiran mejor, evitando que los olores del sudor se impregnen en la piel o en la ropa, y con respecto al corte, es igual de importante, recuerdo haberme probado un pantalón en una de esas tiendas de ropas baratas, y lo que vi en un espejo era un tipo con pinta de payaso.

Lo barato sale caro, ya no solo a nivel estético, sino que dicha prenda solo nos durara unos meses, pero un buen pantalón vaquero nos durara varios años, aunque lo machaquemos a diario.

* Mi amigo A... me cuenta un día por teléfono que su sobrino iba a la nieve, a Sierra Nevada, y le pidió que le comprara un chaquetón, regándole 100 euros para ello (en realidad creo que fue mas, ya que suelo regañarle en ocasiones, con el exceso de dinero que suele regalar a terceros, suele decirme menos de lo que suele dar), y yo como repuesta le dije simplemente:

Cuantos chaquetones de cien euros tienes?.

Su respuesta fue simple, NINGUNO, ya que solía ir con el típico chaquetón barato de 15 euros del Carrefour.

3. CUIDATE.

Al día siguiente, por fin logre llevarlo a que se comprara un buen chaquetón, y como no quería gastar en exceso, nos pasamos por el Outlook de Cortefiel, adquiriendo por apenas cincuenta euros, una prenda de calidad, con buen corte y que el durara varios años.

Comprar ropa de la marca Pedro del Hierro o Springfield, ambas de buena calidad, depende de nuestro presupuesto, 100 euros o 20 euros, ya que vestir bien cuidándonos no es cuestión de capacidad económica o dinero, sino de querer hacerlo.

Añadir a nuestro look, una prenda de temporada, como las que vemos en Zara, siempre es positivo, asumiendo que en unos meses acabara en la basura, ya que su vida media es limitada.

* Los Complementos, forman parte del Cuidarnos en el vestir, desde la ropa interior, a los cinturones o bolsos de mano (existen tanto para hombre como para mujeres), y las reglas a aplicar es la misma que al resto de la ropa, calidad en los materiales y un buen corte.

Ropa interior del Supermercado o del Chino, te durara unos meses, en cambio, otra de calidad podrán sobrevivir como mínimo un par de años.

Los Zapatos, darán vida a nuestros pies, aun veo a muchos yendo a los chinos o súper a comprarlos a 10€ euros, al final acabaran con un cansancio insostenible después de 15 minutos de caminar.

Nuestros abuelos lo tenían claro, pocos zapatos pero buenos, es decir de calidad en sus materiales y cómodos al caminar, ya que los autobuses y coches eran lujos inalcanzables, y es algo que debamos imitar, aunque nos cueste a cien euros el par (para algo existen los Outlet, ya sean físicos o a través de Internet, que los suelen vender a mitad del precio oficial), pero a cambio nos duraran una década.

* Es habitual ver a uno del grupo familiar muy mal vestido, y la otra parte parece un o una autentica Dandy, cuando es así, asumo que la relación personal está muerta, solo es cuestión de tiempo que acabe con una separación o divorcio.

Igualmente de terrible, es ver a los padres vestidos con ropa del chino y a sus hij@s con ropas de marcas caras, que con el pasar de los años, te contaran que sus vástagos adolescentes exigen sin colaborar en el hogar, pero si nos no

3. CUIDATE.

Cuidamos a nosotros mismos, no podemos pedir que los demás lo hagan...

√ No debemos confundir el crear un Hábito de compra con el Consumismo desenfrenado, como suele sucederlo a mi amiga Berni.

Debemos crear los Hábitos de mantener una Higiene saludable, cada día, ya sea en nuestros hogares o cuando estemos en el trabajo o en cualquier actividad de Ocio.

Debemos crear unos Hábitos de vestirnos dignamente, que hará que nuestro pequeño ego se refuerce, haciendo sentir más felices, como paso previo a una vida más saludable.

3. CUIDATE.

3.3 UNA RECETA O LA QUÍNOA

4 pers. | Medio | +2 €/pers. | Tiempo: 30 min.

Descubriendo:

La Quínoa es uno de los cereales emblemáticos de los pueblos andinos, que nacieron en las fértiles orillas del Lago Titicaca, que separa Bolivia del Perú, que con un nivel ato de proteínas y aminoácidos necesarios para la vida humana, fue un alimento básico de la dieta del Imperio Inca, donde la carne escaseaba.

√ Utensilios:

- Espátula de madera, Cuchillos, cucharilla y tenedor.
- Bol de Cristal, Platos, Vaso, etc.
- Una Olla con agua.

√ Ingredientes

- 1 Vaso de Quínoa.
- 1 Tomate.
- 1 Cebolla Roja pequeña.
- 1/2 Pimiento Amarillo.
- 1/2 Pimento Rojo.
- El Zumo de un Limón.
- 1/2 Vaso de Hierbas Aromáticas frescas: Perejil, Hierbabuena, Menta, Cilantro, o lo que esté disponible en el Mercado.
- 1/4 Vaso de Aceite de Oliva.
- Sal Marina y Pimienta Negra, al gusto.
- Agua para la Olla.

3. CUIDATE.

√ **Lo Primero**:

- Encendemos la Radio con una música alegre de finde.
- Poner en la encimera las verduras ya lavadas, especies e ingredientes a utilizar.
- Preparamos la Olla con agua.

√ **Preparación**:

√ Paso 0 o la Quínoa:

- Lavamos dos o tres veces, la Quínoa con agua fría.
- En una Olla mediana, añadimos dos vasos de Agua.
- Colocamos la Olla, al fuego, medio bajo.
- Cuando el agua empiece a hervir, añadimos el vaso de Quínoa.
- La dejamos cocer de 15 a 20 minutos, dependiendo de la variante, que nos lo detallara en la etiqueta.
- Estará ya preparada, cuando haya doblado su tamaño y su color sea más claro o blanco.
- Apagamos el fuego, y dejamos que repose unos cinco minutos, para que terminen de absorber el restante de agua, y Reservamos.
- En el tiempo de cocción de la Quínoa, nos ponemos con el primer paso.

√ Paso 1:

- Pelamos y Picamos la Cebolla Roja en trozos pequeñajos enanos, de menos de 0,5 cm por 0,5 cm y reservamos.
- Pelamos y Picamos el Tomate en trozos pequeñajos enanos, de menos de 0,5 cm por 0,5 cm, asegurándonos que no quedan semillas en su interior, y reservamos.
- Lavamos, quitamos las semillas del interior y Picamos los Pimientos, en trozos pequeñajos enanos, de menos de 0,5 cm por 0,5 cm y reservamos.
- Picamos las Hierbas aromáticas frescas (Perejil, Hierbabuena, Menta, Cilantro o la que consigamos), en trozos pequeñajos enanos, de menos de 0,5 cm por 0,5 cm, hasta llenar como mínimo medio vaso, y reservamos.
- Exprimimos el Zumo de la Lima, sin huesos, y reservamos.
- Y nos ponemos con el segundo paso.

3. CUIDATE.

√ Paso 2:

- En un Bol, añadimos:
- Los trozos de Tomate.
- Los Trozos de Cebolla Roja.
- Los trozos de Pimientos Rojo y Amarillo.
- Removemos un minuto.
- Y nos ponemos con el tercer paso.

√ Paso 3:

- Añadimos a continuación, al Bol:
- Las Hierbas Aromáticas picadas.
- El Zumo de la Lima.
- El Aceite de Oliva.
- Removemos un minuto.
- Y nos ponemos con el cuarto paso.

√ Paso 4:

- Vamos añadiendo al Bol, la Quínoa ya cocida, poco a poco.
- Removemos con suavidad, dos o tres minutos.
- Guardamos mínimo media hora en la Nevera, el Bol de Tabule con Quínoa, esta que se halla enfriado bien.
- Y nos ponemos con el quinto paso.

√ Paso 5:

- Sacamos el Bol de la nevera, y echamos la Quínoa en una Fuente lista para colocarla en la mesa.
- Y listo, a servirse en platos individuales y comer...

√ **Aclaraciones**:

- Las Hierbas aromáticas, como el Perejil es utilizado en la receta libanesa, la hierbabuena en Marruecos, el Cilantro en Perú, pero debemos utilizar la que esté disponible o más fresca.

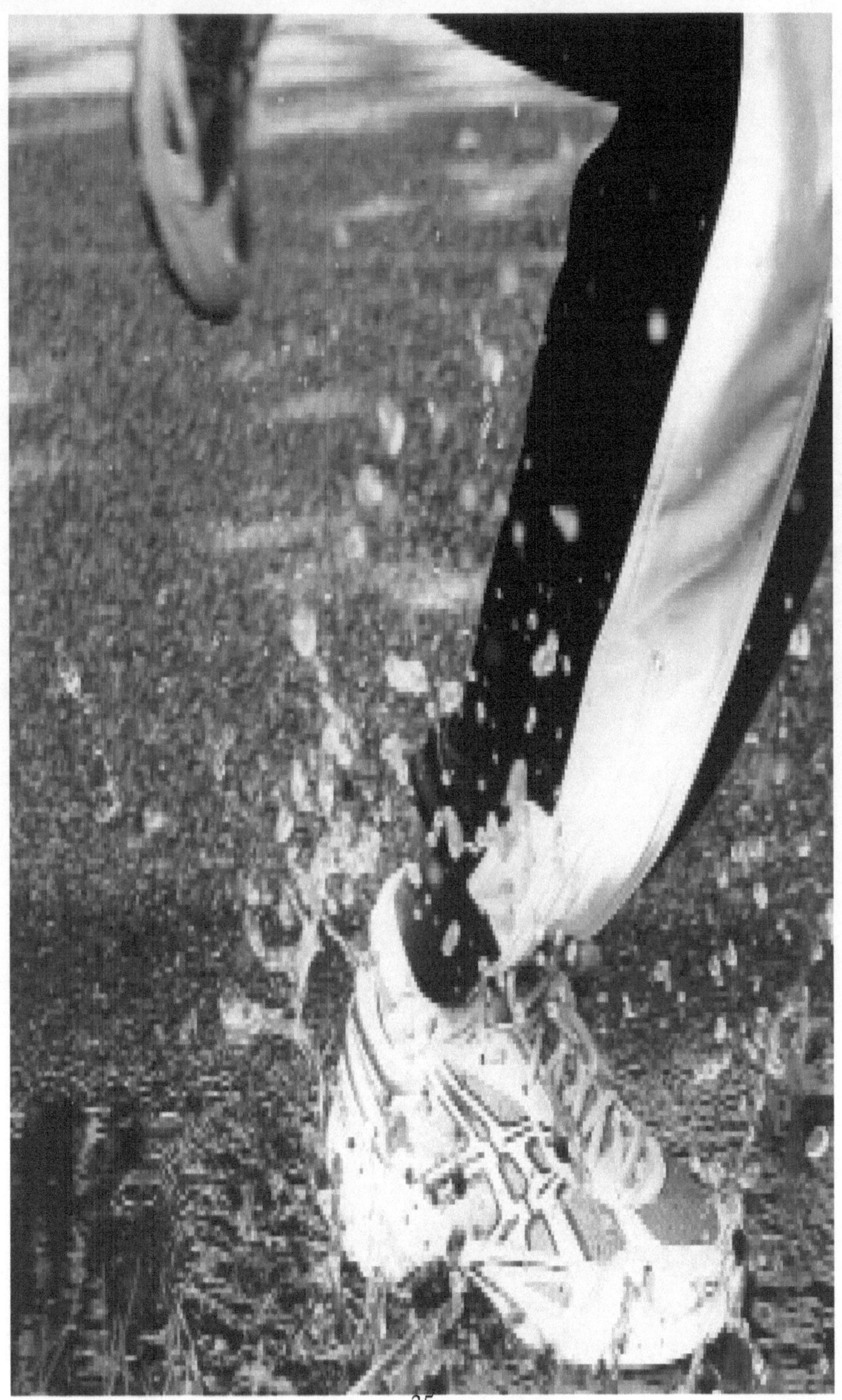

CAPÍTULO 4. MUEVETE.

4. MUEVETE.

4.1 POR QUÉ?

La Evolución de los Homínidos ha durado millones de años, y la de los humanos centenares de miles de años, grabándose en el Hipotálamo o parte más primitiva del cerebro, una serie de reglas básicas, que marcaban al diferencia entre vivir largos años o morir tras una vida breve.

Los peligros fueron casi infinitos, existían sinfín de animales que rápidamente nos podían enviar a otra vida, y para evitarlos había que correr, y los más lentos al final acaban en la barriga del depredador.

La comida disponible era escasa, habiendo que caminar docenas de kilómetros para conseguir alguna fruta o pequeña presa, y los que no lo lograban eran abandonados en cualquier roca, hasta que las muerte se los llevaba.

Suena cruel decirlo, pero así ha sido la Evolución humana, que está grabada en nuestros genes, y esto sigue sucediendo en la actualidad, los que no caminan, padecen una serie de enfermedades como la Obesidad, que hacen que vivan varias décadas menos, por no hablar de los infartos del corazón.

Si caminas, tu cuerpo es más resistente a una serie de enfermedades, tanto fiscas como psicológicas, algunas ya muy habituales en el siglo XXI, marcada por una vida sedentaria.

Las Endorfinas, conocidas por la Hormonas de la Felicidad, son generadas por nuestro cuerpo como recompensa por haber realizado actividades que permitían la supervivencia de nosotros y de nuestras familias, durante la larga Evolución, y esto sigue siendo igual en el Siglo XXI.

Si no somos capaces de generar endorfinas, jamás seremos felices, ya que la felicidad es un proceso en el interior de cada persona, vinculado a la química corporal.

Las mismas endorfinas, están vinculadas a una larga vida, y si carecemos de ellas, pereceremos sin llegar a la vejez, tras padecer numerosas enfermedades

Existen múltiples maneras de endofinarnos, una de las más clásicas, es

4. MUEVETE.

correr, como hacían nuestros antepasados, para evitar que se lo comieran el Dinosaurio...

Debemos volver a crear el Habito de Movernos, de Caminar o Bailar, de Correr...

4.2 COMO LOGRARLO?

Caminar a diario, y endofirnarnos varias veces en semana, son unos Hábitos que podemos adquirir, pero debemos realizar un esfuerzo, para olvidarnos del Sofá, la TV o el Móvil por unas horas...

√ Caminar es el primer Hábito diario que debemos volver a retomar, pero es el más difícil de lograr, ya que el objetivo que está marcado en el hipotálamo era Conseguir Comida, y en la actualidad con los Supermercados y los coches, además de una nevera bien repleta, ya no tenemos un motivo para ello.

Podemos crearnos la obligación diaria de salir a caminar, y tratar de cumplirla, pero es algo que no todos son capaces de hacer, la otra alternativa, es sustituir la compra semanal del Supermercado por varias compras en las Tiendas de Barrio, un día vamos a comprar a la Frutería, otra a la Carnicería, y al final habras salido dos o tres días a la semana a caminar con el objetivo de adquirir alimentos, como hacían nuestros antepasados.

Después de unos meses, se habrá convertido en un Hábito el ir entre semana a comprar, que lo harás de manera instintiva, sin pensar.

* Otro de los motivos de caminar en épocas pretéritas, era Jugar con nuestros cachorros o Hijos, pero que tanta tecnología, ya sea la play station, el tablet o el móvil, suelen ignorarnos si se lo decimos, aunque como padre o madre, esta a tu alcance conseguirlo, si esta dispuestos a dicho esfuerzo.

Si no, tendrás que comprarte un perrito, como mi amigo Juan, y sacarlo a pasear varios días a la semana.

Tener actividades extras con tu pareja o hijos, semanales, como ir al Cine o a Bailar, en vez que ir en el vehículo, nos desplacemos en Bus o Caminando, es señal de una vida más saludable.

* El tercer de los motivos biológicos, que nos hacían salir a caminar, era relacionarnos con otros de nuestra especie, de una manera física o presencial.

4. MUEVETE.

Las redes sociales son una herramienta muy interesante, pero jamás debe sustituir al contacto directo con la otra persona, y el teléfono solo debe ser una manera de contactar para organizar la hora de nuestra visita.

Normalmente, cuando quedamos con amistades en el Centro de la ciudad, me niego a coger el coche, bajando siempre en autobús y caminando un rato, aunque en ocasiones tenga que decir NO a mi pareja (NO a coger el coche) o aguantar la mirada de extrañeza de algún conocido por coger el bus.

Todo tiene que tener una lógica, no como mi amigo Alfonso, que con la excusa de caminar, cuando queda con alguna chica por primera vez, va en bus, y si yo fuera mal pensado, es por pereza o para ahorrarse llevarla a casa, si ella careciera de vehículo propio.

* Como hemos visto, el Hábito de Caminar esta casi extinguido, por la forma de visa sedentaria y segura del Siglo XXI, pero aun así, podemos y debemos hacer el esfuerzo, para tener una vida más larga, saludable y feliz.

√ Correr o Endofinarnos rápido, es una de las mejores fuentes de alargar la vida y ser felices, y de regalo adelgazar, pero tenemos un problema, ya que no quedan animales feroces que nos persigan, por lo menos en Europa.

Al final tendremos que recurrir al Gimnasio, o si nuestro presupuesto es escaso, a una Avenida o Paseo Marítimo, y con respecto a las actividades a realizar, CORRER es el pilar, dos o tres veces en semanas (no era habitual encontrarnos leones todos los días en el pasado), como mínimo una hora y media.

La primera media hora, el cuerpo se va adaptando al nuevo ritmo, y solo es después cuando empezamos a adelgazar, por ello como mínimo debe ser una hora y un máximo de dos horas, aunque si somos nuevos en esta vieja arte perdida, mejor empezar poco a poco, añadiendo 15 minutos extra cada mes.

Pesas, Bicicleta, Nadar o cualquier otra actividad es saludable, como un extra, dependiendo de nuestros gustos o tiempos.

Finalizar con un baño en las termas, o un rato en la Sauna, es una manera de relajarnos, que el cuerpo agradecerá.

* Endofinarnos lentamente, o quizás no tanto, siendo el Sexo (solo o en compañía, con tu pareja o con amig@s, es una cuestión moral de la cual no

4. MUEVETE.

opino) lo que elevara tanto el nivel de la Hormona de la Facilidad, que parecerá que hemos rejuvenecido un año, además de perder un montón de calorías.

En realidad, un sinfín de actividades, nos genera endorfinas, desde el reír al bailar, escuchar música, practicar un hobby, charlar con los amistades, conocer a nuevas personas, disfrutar de la naturaleza, etc.

* Quedarnos tumbados en el sofá, quejándonos de aburrimiento, MATA-RA las pocas endorfinas que tengamos en el cuerpo.

Si somos previsores o organizados, debemos tener un planing anual (hay agendas anuales por cinco euros) en que todas estas actividades estén incorporadas en nuestra vida.

√ Endofinarnos se basa en cambiar un estilo de vida o Hábito, sedentario y aburrido, por otro más dinámico y feliz.

4.3 UNA RECETA O CAVIAR DE BERENJENAS

4 pers. | Fácil | -1 €/pers. | Tiempo: 30 min.

D escubriendo:

La Berenjena, es un alimento con bajo nivel de calorías, pero con un gran efecto saciarte si se combina adecuadamente con diversas especias, aportando tan sólo un 10% de carbohidratos y una amplia variedad de minerales y vitaminas, por lo cual es adecuado para llevar una dieta sana y equilibrada que impedirá que engordemos.

√ Utensilios:

- Cuchillo, Espátula de madera, cucharilla y tenedor.
- Bol, platos o recipientes.
- Dos Ollas Grandes.
- Sartén Grande.

√ Ingredientes

- 1 Kg de Berenjenas.
- 1 Kg Tomates Frescos Maduros.
- 4 dientes de Ajo.
- ½ Limón.
- AVOE.
- Sal Marina, Pimienta Negra, Comino, Pimentón de la Vera.
- Opc. 100 gramos Aceitunas negras.
- Opc. Ras al Hanaut, Cilantro o Hierbabuena y Agua de Azahar.

√ Lo Primero:

- Encendemos la Radio con una música alegre de finde.
- Poner en la encimera las hierbas aromáticas y/o especias a utilizar.
- Lavar la Verdura (Berenjenas y Tomate).

4. MUEVETE.

- Preparamos las Ollas con agua con una pizca de Sal y una cucharadita de AVOE.
- Preparar una Sartén con dos cucharas de AVOE.
- Preparar la tabla de Madera con el Cuchillo para cortar.

√ **Preparación:**

√ Paso 1:

- Ponemos a fuego lento la Olla de Agua.
- Cortamos y tiramos la punta verde o rabejo de la Berenjena.
- Cortamos la Berenjena por la mitad, a lo largo y…
- La cortamos en trozos cuadrados alargados (de 2cm por 3cm aprox.).
- Ojo! se deja con la piel negra al cortarla, le dará un sabor exquisito.
- Echamos la Berenjena cortada a la Olla de Agua, poniéndola a fuego medio.
- En 15/20 minutos estará cuasi blanda o al dente, es el momento de apartarla.
- En ese tiempo de espera de la cocción (15/20 minutos), nos penemos con el segundo paso.

√ Paso 2:

- Ponemos a fuego fuerte la segunda Olla de Agua.
- Echamos el Tomate Fresco madurito.
- Pasados cinco minutos, sacamos los tomates que ya tendrán la piel blanda.
- Quitamos (y tiramos) la piel a cada tomate y lo echamos todos los tomates en un bol de cristal, machándolo poquito con un tenedor.
- En ese tiempo de espera de la cocción (5 minutos), nos ponemos con el tercer paso.

√ Paso 3:

- Pelamos cuatro dientes de ajo.
- Cortamos los ajos en cuadraditos minúsculos y reservamos.
- Preparamos las aceitunas (si tienen huesos, los quitas) y reservamos.
- Ahora ya si pasamos al Paso 4, puesto que hemos completado la cocción del tomate.

4. MUEVETE.

√ Paso 4:

- Ponemos la Sartén Grande en el fuego, muy bajito, hasta que esté caliente el AVOE.

- Añadimos el Ajo, y cuando empiecen a dorarse, añadimos media cucharada de pimentón.

- 1 minuto después añadimos el Tomate que ya teníamos preparados en el Bol.

- Vamos removiéndolo unos 5/10 minutos, en su caso echar ¼ vaso de agua si vemos que se puede quemar o pegar.

- Echamos la Sal (1/2 cucharadita rasa aprox.), la Pimienta Negra (1/2 cucharadita aprox.), el Comino (1/2 cucharadita rasa aprox.), y el Rus al Hanout (1/4 cucharadita rasa aprox.), hasta hallar el sabor y aroma que más os guste.

√ Paso 5:

- Añadimos las Berenjenas ya cocidas, removiéndolas (5 minutos aprox.), las aceitunas negras y el zumo de medio limón.

- Comprobamos el sabor, y en su caso, añadimos un extra de Sal, Pimienta y Comino.

- Añadimos unas gotas de Agua de Azahar.

- Apagamos el Fuego, jejeje.

√ Paso 6:

- Ya está listo, un verdadero manjar! ya sólo es presentarlo en un plato que podemos adornar con unas hojas de cilantro o hierbabuena fresca.

- Podemos acompañarlo con un vaso de agua grandote, y un trozo de Pan Integral de Panadería Artesanal hecho con masa madre.

√ **Aclaraciones**:

- Si dispones de congelador, puedes preparar una cantidad mayor, y guardarlas para esos días que andamos escasos de tiempo, aunque otra opción, es cocer las berenjenas el día anterior, guardándolo en un bol en la nevera, para así realizar la receta más rápidamente.

4. MUEVETE.

- Previamente, una gran ensalada variada como mínimo cinco ingredientes, más un postre (frutas o yogurt natural), es una cena ideal, que nos saciará completamente, y evitará que engordemos, y si decidimos dar un paseo después de esta cenaja, adelgazaremos mucho más que todas esas dietas milagros, alimentos light o el trote del Gimnasio.

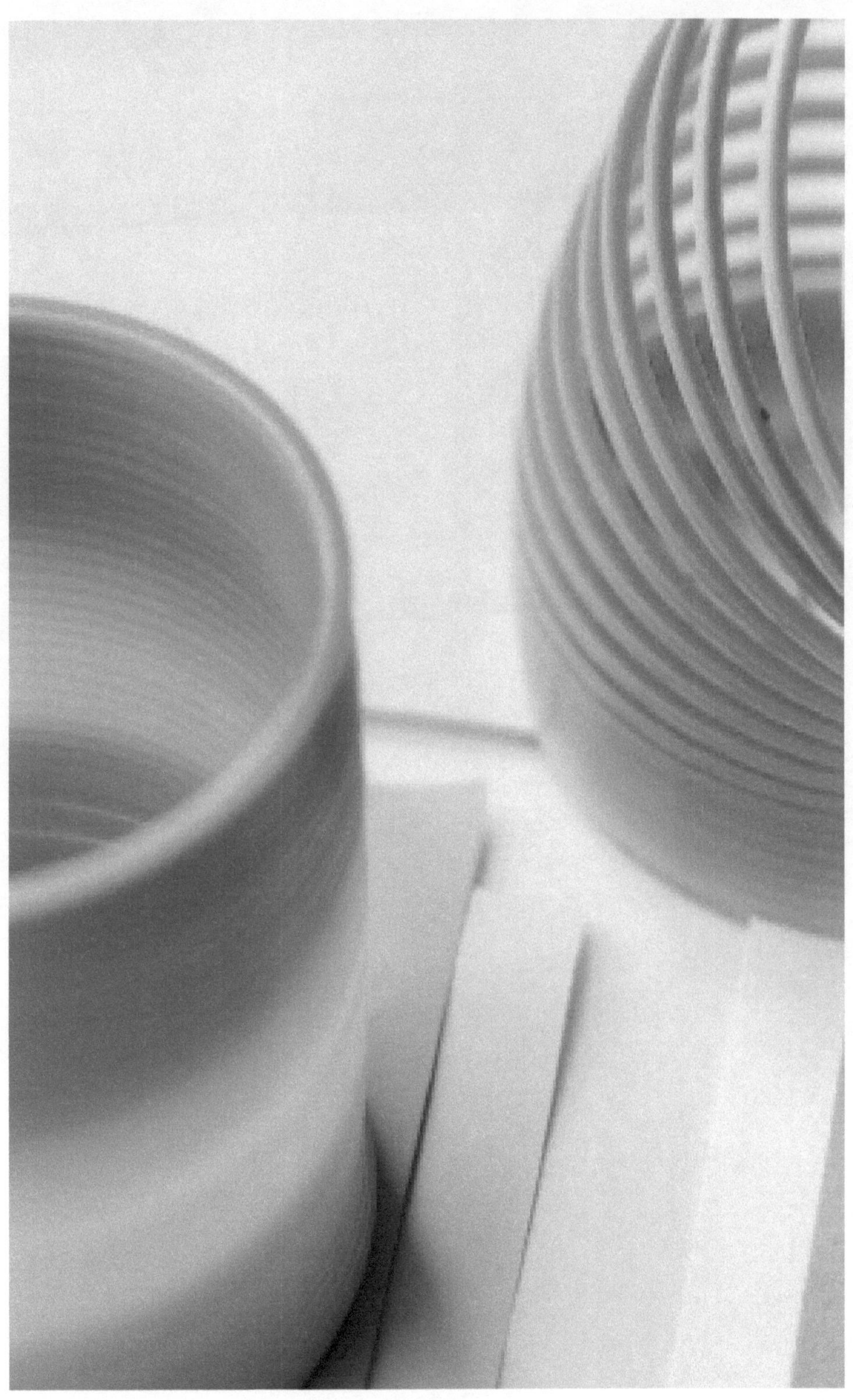

CAPÍTULO 5. DIVIERTETE.

5 DIVIERTETE.

5.1 POR QUÉ?

Divertirse es un Hábito que muchos han perdido, se limitan a conectarse a las redes sociales (los más modernos) o ver la Televisión (lo más antiguos) desde su oscura cueva, en soledad eterna, aunque estén acompañados físicamente por otras personas.

La horrible Evolución, ha asociado el triste invierno, a un oscuro lugar, donde la comida era escasa y las muertes frecuentes, y los seres humanos buscando ese olvidado pasado, tratan de imitarlo aunque sea en verano, permaneciendo en sus guaridas sin ver la luz del sol, eso sí, la abundancia de comida prefabricada en vez que reforzarlos, los debilitan aun mas.

Pero los primitivos humanos buscaban alternativas a dicha problemática, que se han grabado en nuestros genes dirigidos por el Hipotálamo, buscando la compañía de otros, las caricias de sus parejas, o encendiendo hogueras mientras los ancianos relatan viejas historias y los jóvenes contaban historietas humorísticas, mientras los más atrevidos bailaban bajo las sombras invernales.

Otros caminaban hacia cuevas cercanas, para compartir su tiempo y experiencia con otros clanes, y los valientes, iniciaban largos viajes en busca de mejores tierras, que aun conservaran algunos animales y frutas.

Las Iluminación moderna o la abundancia de comida, ya no distingue el invierno del verano, pero los malos hábitos aún perduran, como la tristeza invernal, ya injustificada, que se prolonga todo el año, con una vida aburrida que acorta los años por vivir.

5 DIVIERTETE.

5.2 COMO LOGRARLO?

Caminar a diario, y endofirnarnos varias veces en semana, son unos Hábitos que podemos adquirir, pero debemos realizar un esfuerzo, para olvidarnos del Sofá, la TV o el Móvil por unas horas...

Existen un millón de actividades que nos permitirán Divertirnos y de paso, Sonreír, algunas son básicas como las que detallamos.

√ Reírse es una de las actividades más saludables, que también nos genera endorfinas o Hormonas de la Felicidad, y una vida sedentaria, estresada o aburrida nos vuelve gruñones, algo que solo consigue que el resto de las personas con las que interactuamos salgan corriendo...

Ir al Cine a ver una Comedia, es una buena manera de empezar, olvídate de las películas de acción o similares, y lo mismo se puede decir si no apetece ver la Televisión.

Amplia tu círculo de amistades y conocidos, con personas que sonrían, y apúntate a los eventos que hayan más posibilidades de unas risas, mejor una Boda que un funeral...

Trata de hacer sonreír a los demás, apréndete dos o tres chistes (en internet encontraras un sinfín de ellos), practícalos ante el espejo del baño, y luego cuéntalos a tus amistades, conocidos o familiares.

√ Acariciar o Abrazar, de una manera sincera, a amistades o conocidos, nos crea un vinculo afectivo mas fuerte con los demás, no te limites a darles un gruñido de saludo a los conocidos, o una breve apretón de manos a familiares y amistades.

Un buen abrazo a nuestra familia y amistades, como hiciera una década que lo has visto, es un buen comienzo.

Darles la mano a los conocidos mientras sonreímos, reforzara nuestros lazos con ello, aumentando las posibilidades de que se convierta en un nuevo amigo con el tiempo o si es del otro sexo, además de los dos besos de turno, una breve caricia de amistad en el brazo u hombro.

Mas critico aun es nuestra relación con nuestra pareja, que el tiempo hace descuidar aspectos fundamentales, como las caricias o el cogerse la mano al caminar, que fortalece nuestro vinculo emotivo, sorprendiéndonos luego cuando comprendemos que el amor se está acabando, en parte culpa nuestra, por no haber compartido más con él o ella.

√ Escuchar Música, melódica o tipo baladas, hacen que las hormonas de la felicidad resurjan con más fuerza, que el ambiente "cargado" se suavice, que el nivel de estrés descienda, facilitando el relacionarnos con los demás.

Bailar nos hace adelgazar, además de hacernos más felices, es una potente herramienta de Divertirse, como mínimo debemos ir una vez al mes a la Discoteca o similar (existen un sinfín de Ferias locales con casetas con música para bailar).

Uno de los motivos por los cuales las mujeres viven de media seis años más que los hombres, es que utilizan el Baile como manera de alargar su vida y sus salud, y si somos un "patoso", existen cursos de baile que por un módico precio nos enseñaran esta maravillosa disciplina.

√ Salir a Visitar amistades, ya sea en sus hogares o mejor aún, en nuevos lugares a descubrir, como Cafeterías, forma parte de las tradiciones de nuestros antepasados, que en Occidente a veces provoca estrés, puesto que a los 15 minutos te están exigiendo que consumas algo más, sin dejarte saborear tu bebida o charlar tranquilamente.

Las Teterias son un ambiente tranquilo, que prolongara el tiempo de conservación, sino cualquier cafetería nos podrá valer, en cambio, ir a Restaurante, la conversación se reduce y con una continua incentivación al consumo, al final pediremos mucho más de lo necesario, habiendo engorado algunos kilos extras...

√ Viajar para descubrir nuevos lugares, forma parte de la Evolución humana desde hace millones de años, sin ello, aun todos viviríamos en el Gran Valle del Rift, además los ultimos estudios científicos demuestran que las personas que viajan viven más años, y de manera sana, que el resto de la población.

5 DIVIERTETE.

No debemos confundirlo con hacer Turismo, de masas que es lo más frecuente, donde todo está organizado para duplicar lo que vivimos en nuestra

* ciudad, desde los autobuses de los tour, los hoteles clones, el buffet internacional que nos añade kilos extras, propinas enormes y beneficios para las grandes multinacionales asentadas en paraísos fiscales.

Viajar debe permitirnos descubrir nuevas costumbres, nuevas comidas, nuevas personas, que nos dejara recuerdos (sin necesidad de miles de fotos o solfees) de por vida, bajando el nivel de estrés durante meses, incentivara nuestra capacidad de solventar problemas, etc.

Viajar al antiguo Congo Belga en el centro de África es problemático con niños, pero toda Europa (Occidental o Oriental) es un lugar muy seguro, no es necesario encerrase en un Hotel todo Incluido, en el cual nada aprenderemos y solo engredaremos.

Un Hostel, que los hay tan buenos como un Hotel de tres o cuatro estrellas, con una habitación privada para la familia, nos permitirá acceder a una información más autentica, a una cultura local no turística, a una autentica gastronomía que no está destinada al turismo de masas...

* Caminar por esa desconocida ciudad, es sencillo y seguro, no es necesario contratar tour especializados carísimos, que solo nos llevaran a donde ellos deseen, normalmente lo más caro y menos interesante.

5.3 UNA RECETA O FIDEOS YAKISOBA

4 pers. | Fácil | 1 €/pers. | Tiempo: 30 min.

Descubriendo:

Los Fideos o Pasta Soba, un nombre raro y japonés para unos fideos de la típica cocina mediterránea, consumida durante miles de años que ya se extinguió, y que volvemos a consumir ocasionalmente con nombre extranjero.

√ **Utensilios:**

- Cuchillo, Espátula de madera, cucharilla y tenedor.
- Bol, platos o recipientes.
- Una Olla Grande.
- Un Wok.
- Una Sartén.

√ **Ingredientes**

- 300 gr. de Fideos Soba.
- 1 o 2 Cebollas Frescas o Cebolletas.
- 1 o 2 Zanahorias.
- 200 gr. Setas Shitake o en su defecto, Champiñones.
- Opc. 250 gr. de lomo de cerdo.
- 100cc. de Salsa Yakisoba*.
- 4 dientes de Ajo.
- AVOE y Sal marina.
- Salsa de Soja natural.

√ **Lo Primero:**

- Encendemos la Radio con una música alegre de finde.
- Poner en la encimera las hierbas aromáticas y/o especias a utilizar, etc.
- Lavar la Verdura.

5 DIVIERTETE.

- Preparar una Olla grande con una cuchara de AVOE y dos cucharaditas de Sal.
- Preparar una Sartén con cuatro cucharas de AVOE.
- Preparar la tabla de Madera con el Cuchillo para cortar.

√ **Preparación:**

√ Salsa Yakisoba a mi estilo:

- En un cuenco echamos:
- 50cc. de Salsa de Soja natural.
- 50cc.de Mirin o en su defecto, Vinagre de Arroz.
- 1 cucharadita de sésamo negro.
- Removemos y listo.

√ Paso 1:

- Pelamos cuatro dientes de ajo, cortándolos encuadraditos minúsculos y reservamos.
- Cortamos la Cebolla fresca o Cebolleta en cuadraditos enanos y reservamos.
- Cortamos las Zanahorias en tiras alargadas, súper pequeñas y reservamos.
- Cortamos la Carne en cuadrados alargados pequeños (1cm. por 4cm.), y lo maceramos*.
- *Maceramos: Untar la carne con un poquito de salsa de soja natural y pimienta negra, dejándola reposar unos minutos.
- Y nos ponemos con el segundo paso.

√ Paso 2:

- Ponemos a fuego medio la Sartén.
- Echamos la zanahoria cortada en tirasun par de minutos, y después añadimos la cebolleta fresca picada, y a continuación los ajos.
- Un minuto después, añadimos los champiñones o setas, hasta que se doren, pudiendo añadir una cucharadita de salsa de soja natural, mientras lo removemos.
- Apagamos el fuego y reservamos, pasamos al tercer paso.

5 DIVIERTETE.

√ Paso 3:

- Ponemos a fuego medio la segunda Sartén.
- Echamos la carne macerada con su juguito, y removemos unos minutos, hasta que se doren.
- Apagamos el fuego y mezclamos la carne en la Sartén donde están las verduras.
- Y pasamos al cuarto paso.

√ Paso 4:

- Ponemos la Olla con aguaa fuego medio, y esperamos a que hierva.
- Echamos los fideos soba.
- Los cocemos unos tres minutos, y apagamos el fuego.
- Los dejamos otros tres minutos en la Olla, hasta que estén casi al dente.
- Los echamos a un escurridor, lavándolos muy rápidamente con agua fríapara que no se nos pegue.
- Y pasamos al quinto paso.

√ Paso 5:

- Ponemos rápidamente al fuego la Sartén con las verduras y carnes ya doradas.
- Añadimos poco a poco los fideos soba, removiéndolo con cuidado.
- Añadimos la mitad de la Salsa Yakisoba, removemos un minuto.
- Apagamos el fuego, y pasamos al sexto paso.

√ Paso 6:

- A emplatar, para que quede bonito.
- Y a comerrr.

√ **CHEFeriando:**

- Lo espolvoreamos con Sésamo Blanco y Negro, más un poquito de Jengibre Rojo, ya que parece un auténtico plato cheferil.

5 DIVIERTETE.

√ Aclaraciones:

- Los Fideos Soba, tienen costumbre de intentar quedarse "pegados", una manera de limitar este problema, es cocerlos por ración (75gr.) y combinarlos con las carnes y verduras por partes.

- Previamente, una gran ensalada variada con mínimo cinco ingredientes, más un postre (frutas), es una cena ideal, que nos saciará completamente y evitará que engordemos, y si decidimos dar un paseo después de esta cena, adelgazaremos mucho más que todas esas dietas milagros, alimentos light o el trote del Gimnasio.

√ Carrito Compra:

- Los Fideos Soba, los puedes encontrar en Tiendas Asiáticas o en El Corte Inglés y en alguna oferta ocasional a bajo precio en el Lidl.

- El Jengibre Rojo (jengibre macerado) o el Mirin o Vinagre de Arroz, lo puedes encontrar en Tiendas Asiáticas o en El Corte Inglés, y en alguna oferta ocasional a bajo precio en el Lidl.

- Las setas Shitake son carillas, pudiéndolas encontrar en diversos Súper o Fruterías, sino, comprar champiñones que son iguales de saludables,y están a mitad de precio!

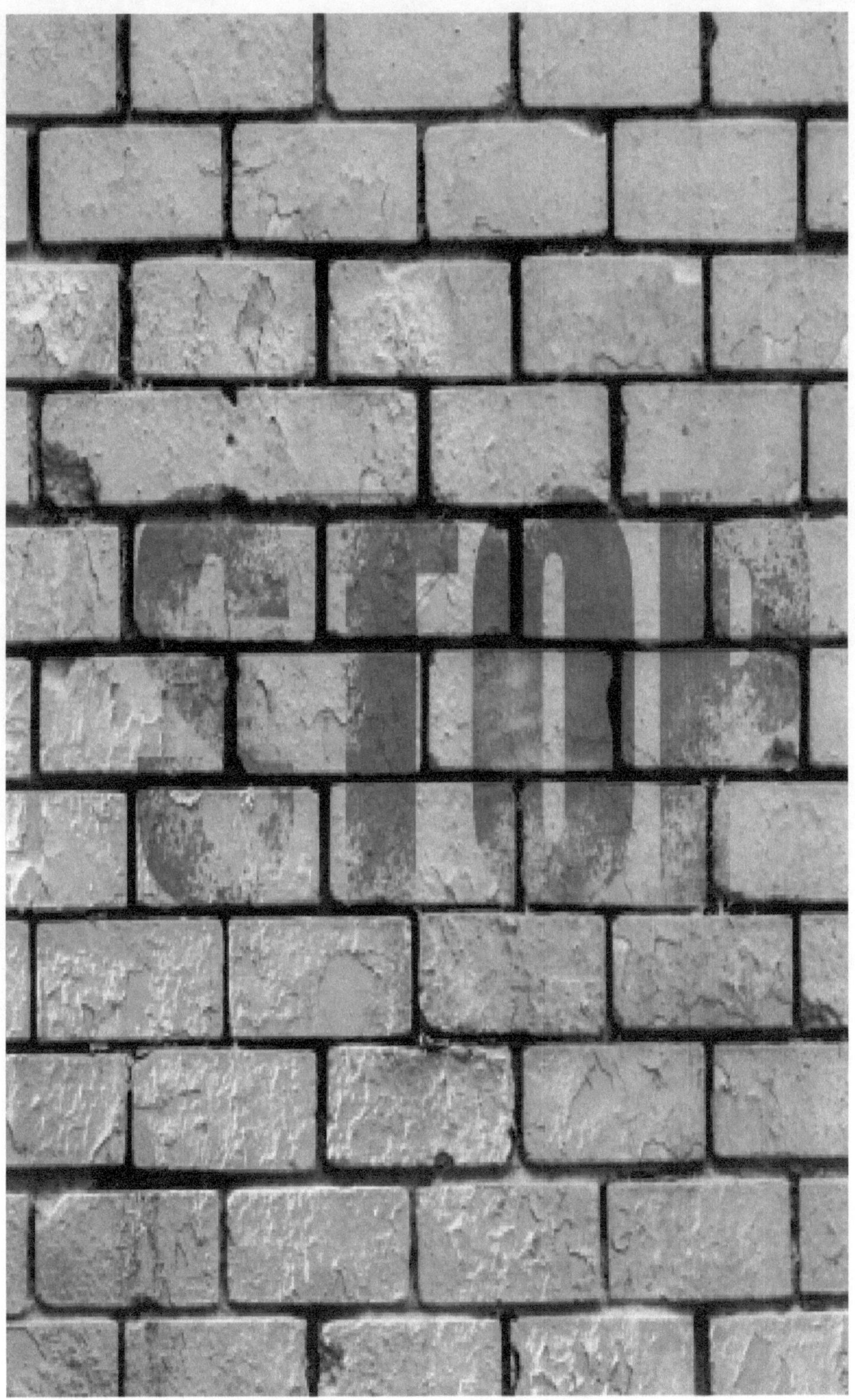

CAPÍTULO 6. APRENDE A DECIR "NO".

6. APRENDE A DECIR "NO".

6.1 POR QUÉ?

Somos una sociedad gregaria, que en teoría nos relacionamos con cientos de personas cada día, ya sea de manera física o virtual, y son numerosas las solicitudes que nos hacen, a veces simples y otras complejas, ya sea nivel personal o profesional.

Decir siempre SI, es un mecanismo de defensa para evitar problemas en los grupos que participamos, ya sean familiares, amistades o trabajo, aunque en ocasiones suponga un riesgo para nuestra salud física o emocional.

Decir SI, no es equivalente a adquirir un mayor respeto o valoración por nuestro grupo social, al contrario, podemos ser considerado una persona sin personalidad propia.

Esta problemática es muy habitual en las parejas, cuando uno de ellos siempre trata de imponer su visión o actividades, o en el caso de los hijos, cuando los padres conceden o dicen SI a cualquier capricho, que será perjudicial para el correcto desarrollo de la personalidad de los nin@os en el futuro, pero evitan el dilema de problemas momentáneos.

6. APRENDE A DECIR "NO."

6.2 COMO LOGRARLO?

Debemos crear el Hábito de decir NO, de una manera razonada, pero clara y sin excusas.

√ Cuando decir NO? Es muy sencillo, cuando provoque un perjuicio en nuestra salud física, metal o laboral, o en las personas que nos lo solicitan.

El NO tiene que ser con autoridad y sin dar excusas, ya que no sirven para nada, solo para debilitar nuestra posición, eso no exime que se pueda dar una explicación más detallada en el momento oportuno.

Como un ejemplo, decir que me gustan ir a teterías para saborear tés exóticos de diferentes países, pero como es algo que realizo habitualmente, si cada vez, consumiera varios pastelitos árabes, acabaría engordando cien kilos por año.

Mi amiga Berni, siempre pide varios de ellos, no le importa engordar un par de kilos extras al mes, pero mi respuesta a su ofrecimiento siempre es la misma: NO gracias.

Ya sea en Cafeterías, Teterías, Bares o Restaurantes, ese problema con el consumo excesivo de alimentos poco saludables es habitual, por parte de algunas de las personas con las cuales salimos, ya sean parejas, hijos o amistades.

En cambio, si te sacas una manzana y se la ofreces, te dirán ellos un NO, lo tiene claro, algo de los cual debemos aprender.

Si llevas una vida con Hábitos saludables, como Correr o Gimnasio, siempre habrán un millar de peticiones para que no realices dicha actividad, sustituyéndola por otra ajena a tus prioridades, por ello deberás decir NO, y además, tratar de incorporar a esas personas (familia o amistades) a este hábito de hacer deporte.

6. *APRENDE A DECIR "NO".*

√ **Cuando decir SI?**

Mi amigo Alfonso, tiene una tendencia, a decir primero NO, antes de comunicarle cualquier actividad o habito saludable, no es un problema de saber cuándo decir SI o No, es más bien uno de los diez pecados capitales, la Pereza.

Cuando nos hacen una propuesta o piden un favor, primero se debe escuchar lo que nos comunican, luego razonarla brevemente, y dar al final una respuesta adecuada.

El NO de Alfonso viene seguido con una excusa que no se cree ni Papa Noel, mejor no excusarse, y a posterior explicar el motivo, lógico y razonado.

Si nos basamos en el NO permanente en nuestra vida diaria, al final tendremos en grave problema en las relaciones sociales que mantenemos, corriendo el riesgo de ser "expulsado" del grupo, dejando de recibir llamadas, whatsapp o invitaciones.

6.3 UNA RECETA O SALTADO DE BRÓCOLI CON CHAMPIÑONES

2 pers. | Fácil | 1 €/pers. | Tiempo: 30 min.

Descubriendo:

El Brócoli, con mucha fibra, proteínas, vitaminas y minerales, es un clásico para adelgazar por su efecto saciante y bajo nivel de calorías, si no la consigues fresca, podemos comprarla congelada en el Supermercado.

Los Huevos, pura proteína, sustituyen parcialmente a la carne, para esos carnívoros empedernidos, además, aporta vitaminas y minerales extras, y tiene bajos niveles de grasas.

√ Utensilios:

- Cuchillo, Espátula de madera, cucharilla y tenedor.
- Bol, platos o recipientes y fuente de barro para hornear.
- Una Sartén pequeña.
- Una Sartén grande.
- Una Olla.

√ Ingredientes

- 1 Brócoli mediano.
- 2 Huevos.
- 250 gramos de Champiñones, o si buscamos la perfección, Setas Shitake
- 1 Zanahoria.
- El zumo de medio Limón.
- 2 dientes de Ajo, o en su defecto, ½ cucharadita de Ajo triturado.
- 1 Cucharadita de Mix Especias de Oriente o Thai.
- Aceite, de Sésamo seria la perfección, sino de Oliva VIRGEN, etc.
- 2 Cucharaditas de Salsa de Soja ecológica KIKOMAN
- Opcional. Sal y/o Pimienta Negra al gusto.

6. APRENDE A DECIR "NO".

√ Lo Primero:

- Encendemos la Radio con una música alegre de finde.
- Poner en la encimera las hierbas aromáticas y/o especias a utilizar, queso, etc.
- Preparar una Sartén pequeña con dos cucharadas de Aceite.
- Preparar una Sartén grande con cuatro cucharadas de Aceite.
- Preparar la tabla de Madera con el Cuchillo para cortar.

√ Preparación:

√ Paso 1:

- Cortamos el tallo o rama grande del Brócoli, y lo tiramos.
- Vamos cortando la cabeza (lo verde) con unos dos o tres centímetros de tallito, y reservamos.
- Cortamos los champiñones en láminas finas (1cm), y reservamos.
- Pelamos la Zanahoria, quitándolo la piel exterior, y la cortamos en tiras finas tipo Juliana (1cm por 5cm), y reservamos.
- Y nos ponemos con el segundo paso.

√ Paso 2:

- Le quitamos las cáscaras a los huevos (rompiéndolo con un golpecito) y echamos el interior a un Bol.
- Batimos o Mezclamos los huevos, o revolverlos bien con un tenedor, echándole un pizca de sal, otra de pimienta negra, un par de minutos, y reservamos.
- Y nos ponemos con el tercer paso.

√ Paso 3:

- Echamos un par de cucharadas extras de Aceite en la Sartén pequeña y esperamos un par de minutos, bajándola el fuego al mínimo.
- Echamos los huevos batidos, esperamos a que se empiecen a cocinar (un minuto), y lo removemos un poquito para que no se peguen en la sartén.
- Le damos la vuelta (con la espátula), aunque se corra el riesgo de que se destrocen, jejeje.
- Ahora espatuleamos bien el huevo, cortándolo de paso a trozos, mientras seguimos removiéndolos.

6. APRENDE A DECIR "NO".

- Cuando estén dorados (justo antes de quemarse), lo retiramos y reservamos.
- Y nos penemos con el cuarto paso.

√ Paso 4:

- Ponemos a fuego medio la Sartén grande, con el Aceite de Sésamo o el que tengamos..
- Cuando esté bien caliente el aceite, continuamos…
- Echamos el brócoli troceado removiéndolo de dos a cuatro minutos.
- Echamos los trozos en juliana, de la Zanahoria, que ya teníamos reservado.
- Echamos las Setas o Champiñones que teníamos reservados.
- Removemos o Saltamos un par de minutos extras.
- Echamos el huevo ya saltado que teníamos reservado, removiéndolo de un minuto extra.
- Y nos ponemos con el quinto paso.

√ Paso 5:

- Echamos el zumo de medio limón, que teníamos reservados.
- Echamos la cucharadita del Mix de Especias de Oriente.
- Echamos el Ajo.
- Removemos un minuto.
- Echamos las dos cucharaditas de Salsa de Soja.
- Dejamos rehogar unos minutos extras, hasta que absorban los aromas del Mix y de la Salsa de Soja.
- Y nos ponemos con el sexto paso.

√ Paso 6:

- Retiramos la Sartén del fuego, y emplatamos.
- A comerrr.

√ **Aclaraciones**:

- La Salsa de Soja, es básica en esta receta, tocara comprarla en cualquier Supermercado, la química suele costar un euro, en cambio, la natural tipo Kikoman está sobre los 3€.

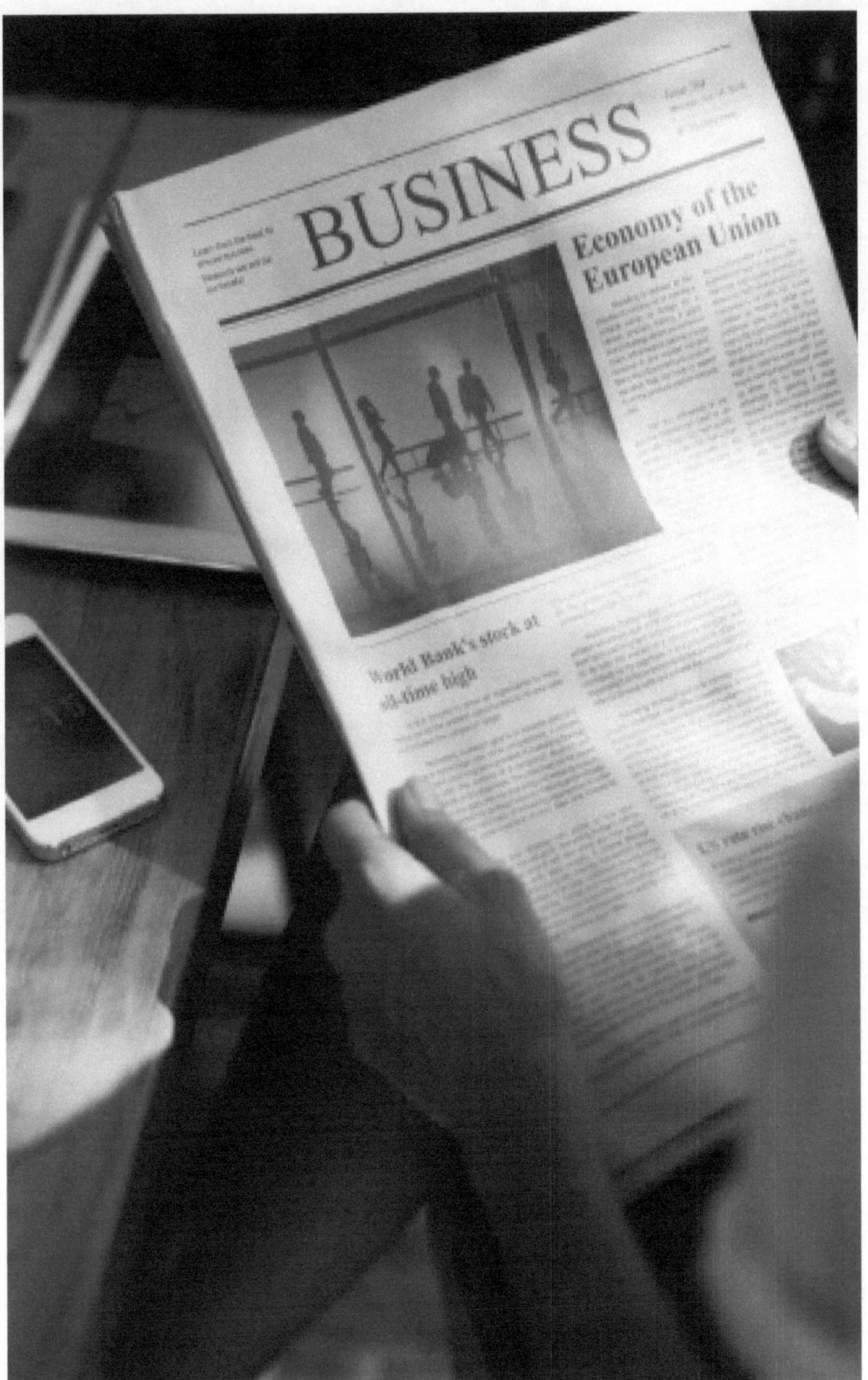

BUSINESS
Economy of the European Union
World Bank's stock at all-time high

CAPÍTULO 7. INFORMATE.

7. INFORMATE.

7.1 POR QUÉ?

La Evolución Humana se basa en el intercambio de información, por ello disponemos de un Cerebro excepcional, que permitió el desarrollo del lenguaje gestual, hablado y escrito.

El Fuego, fue uno de los hechos fundamentales en la evolución, que marcan el final de los primates y el nacimiento de los homínidos, con el Homo Erectus hace 1.600.000 años, que logra dominarlo y trasportarlo en antorchas hacia otras cuevas, y unos cientos de miles de años después, ya logran encenderlo, comunicando a otros clanes tribales su descubrimiento.

Descubrir sin compartir dicha información, no puede ser llamado Descubrimiento, típico es el caso de Cristóbal Colon en el año 1492 con América, y rápidamente informa a las autoridades españolas de la época, en cambio, otros pueblos que llegaron con anterioridad como los vikingos, cayeron en el olvido.

En la actualidad, el volumen de Información es casi infinito, y NO INFORMARTE no es excusa válida, aunque tal exceso, sobre todas en las redes sociales, con las Fake News o noticias de dudosa credibilidad, hacen difícil distinguir la realidad de la propaganda.

Dicho proceso, de informarse, ya sean en métodos de elaboración de alimentos, de herramientas, de organización, permitió la expansión de la sociedad recolectora y cazadora a otra más desarrollada, la de las Nuevas Tecnologías del Siglo XXI.

7. INFORMATE.

7.2 COMO LOGRARLO?

Aunque el siglo XXI ha cambiado la mayor parte de lo conocían nuestros antepasados, los principios básicos o Hábitos, aun continúan ahí, siendo el intercambio de información un pilar fundamental.

√ Infórmate para relacionarte, ya sean leyendo periódicos, libros de temáticas variadas y programas televisivos, limitando las Fake News.

Dedica un tiempo a las redes sociales, como Facebook o Whatsapp, para estar informado de la actividades más importante de tu circulo social, ya sean familia o amistades.

Las personas informadas, pueden participar de una manera activa en las conversaciones o interacciones sociales, adquiriendo un rol superior a la media.

√ Infórmate para tener hábitos saludables en la alimentación, ya que el 90% de los disponible en los Supermercados pueden afectar a nuestra salud y a la generación de endorfinas de manera regular.

Leer las Etiquetas de los productos, adquirir algún libro de recetas o revisar algún artículo de nutrición en periódicos de prestigio, nos permitirá llevar una alimentación más adecuada y prologar nuestros años de vida.

√ Informarte sobre Eventos o Lugares que desees conocer, sobre la Moda o ropa que será más adecuada a tu estilo de vida, reforzaran nuestros Hábitos positivos, si lo hacemos regularmente.

√ Informarte sobre posibles Hobby, que te harán participar y relacionarte con diferentes personas y grupos sociales.

7.3 UNA RECETA O FILETES DE ABADEJO A LA SARTÉN

2 pers. | Fácil | 1 €/pers. | Tiempo: 30 min.

D escubriendo:

El Pescado, es un alimento de obligatorio consumo semanal, siendo dos categorías las más habituales, los blancos o ricos en proteínas, y los azules, ricos en proteínas y ácidos grasos saludables.

√ Utensilios:

- Cuchillo, Espátula de madera, cucharilla y tenedor.
- Bol, platos o recipientes.
- Una Sartén grande.

√ Ingredientes

- 2 filetes de Abadejo.
- 1 Cebolla pequeña.
- 1 Pimiento Rojo.
- 2 Tomates maduros.
- 1 cucharadita de Ajo triturado.
- 1 cucharadita de Pimentón de la Vera.
- 1 cucharadita de Pimienta Negra.
- 1 cucharadita de Sal Marina, al gusto.
- 1/2 vaso de Vino, mejor Blanco.
- Aceite de Oliva Virgen, a ser posible.
- 250 gramos de Patatas Sancochadas o cocidas.

√ Lo Primero:

- Encendemos la Radio con una música alegre de finde.
- Poner en la encimera las hierbas aromáticas y/o especias a utilizar, etc.
- Preparar la Sartén grande con dos cucharadas grandes de Aceite de

Oliva, y a unas malas, de la que dispongamos.
- Preparar la tabla de Madera con el Cuchillo para cortar.

√ **Preparación:**

√ Previo:

- Sacamos de la nevera la Patatas ya cocidas con antelación, y las cortamos en rodajas, de un grosor de 1 cm, y reservamos.
- Debemos dejar que los filetes de Abadejo se descongelen, para lo cual debemos espera unas horas, sino siempre tendremos el microondas para acelerar el proceso.
- Y nos ponemos con el primer paso.

√ Paso 1:

- Pelamos y Cortamos la Cebolla en trozos cuadrados muy pequeños, y reservamos.
- Pelamos y Cortamos el Pimiento en trozos cuadrados muy pequeños, y reservamos.
- Pelamos y Cortamos los Tomates maduros en trozos cuadrados muy pequeños, y reservamos.
- Nota: Si los tomates están muy verdes o difíciles de quitar la piel, si lo cocemos cinco minutos con agua, se ablandaran y nos facilitara el trabajo.

√ Paso 2:

- Ponemos la Sartén al fuego, medio alto, con un mínimo de dos cucharadas grandes de Aceite de Oliva. Añadimos la Cebolla picada.
- Añadimos el Pimiento picado.
- Añadimos los Tomates picados.
- Removemos dos o tres minutos, hasta que empiece a dorarse.
- Añadimos el Ajo, la Pimienta Negra y la Sal Marina.
- Removemos un minuto extra.
- Y nos ponemos con el tercer paso.

√ Paso 3:

- Añadimos los dos filetes de Abadejo (con la piel por al parte de abajo, para evitar que se nos pegue)

7. INFORMATE.

- Añadimos una cucharadita de Pimentón de la Vera.
- Añadimos el medio vaso de Vino, blanco a ser posible,
- Dejamos cocer o cocinar cinco minutos.
- Le damos al vuelta a los filetes de abadejo, y los dejamos rehogar dos o tres minutos.
- Y nos ponemos con el cuarto paso.

√ Paso 4:

- Apagamos el fuego, sirviendo un filete de abadejo (con la piel para abajo) con su ración de verduras.
- Calentamos los trozos de patatas sancochadas o cocidas, y colocamos la mitad en cada plato.
- Y nos ponemos con el quinto paso.

√ Paso 5:

- Y listo, a comer...

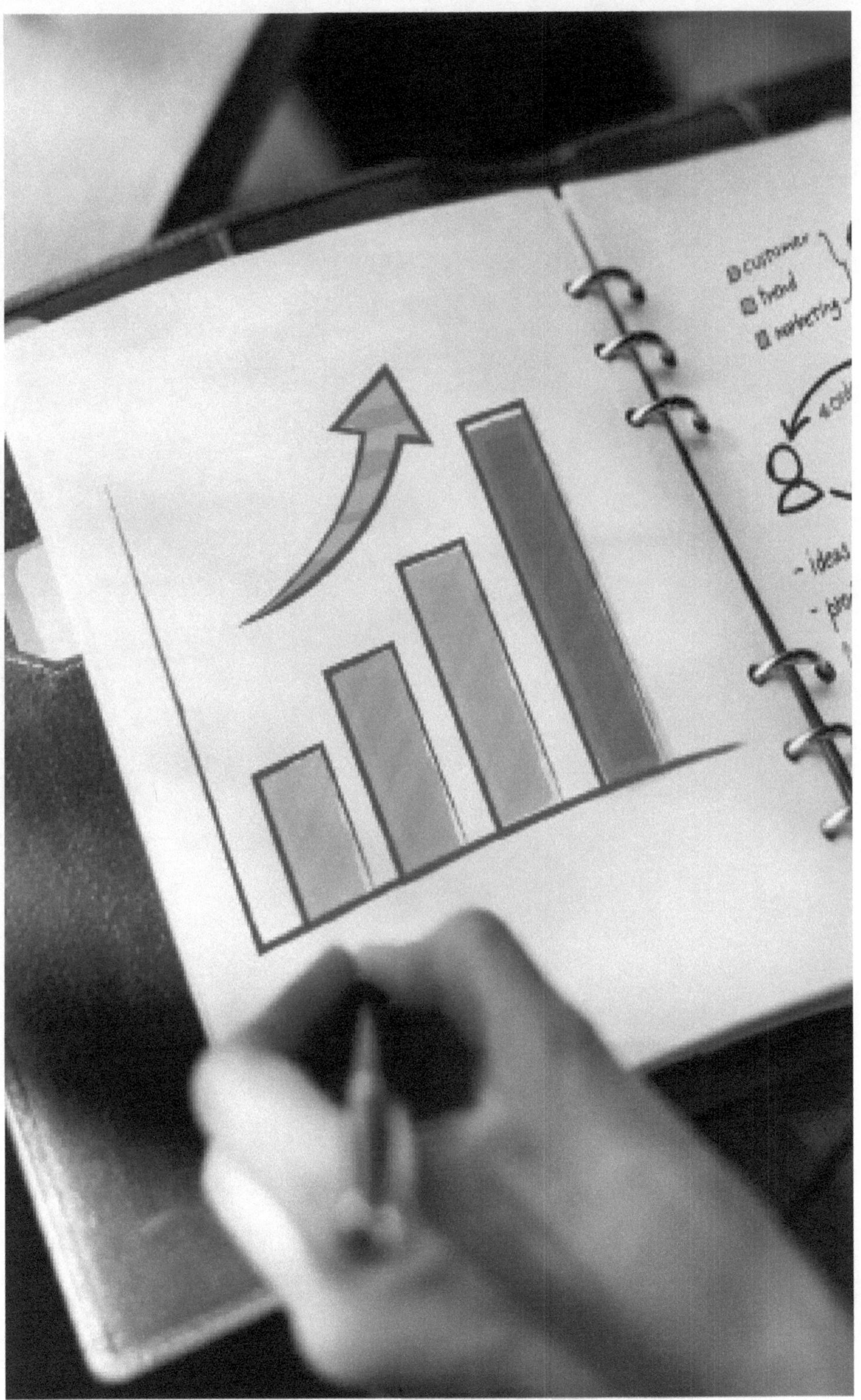

customer
trend
marketing
4 ctit
- ideas
- pro

CAPÍTULO 8. ORGANIZATE.

8. ORGANIZATE.

8.1 POR QUÉ?

n los primeros milenios de los Homínidos, la vida era más sencilla, por lo menos en teoría, ya que sus necesidades eran más básicas, alimentación, seguridad, vivienda, etc.

Pero conseguir alimentos, en particular carne, conllevaba una larga planificación o organización, ya que había que definir qué meses eran los más adecuados para ello, quien era el más rápido corriendo o explorador, quien llevaría la carne o el más fuerte, quien la cortaría o el más hábil, etc.

Dicho proceso era aplicable a cualquier ámbito de la vida diaria, ya fuera la recolección de frutas o bayas, su cocinado, la enseñanza de los niñ@s, asignándoles días y horarios específicos.

√ El siglo XXI, nos ha forzada a largas jornadas laborales (excepto si eres funcionario), con horarios casi incompatibles con las actividades de la vida diaria, que promuevan el contacto con nuestras familias o amistades, la elaboración de comida casera y sana, etc.

Además, nos ha creado una serie de nuevas obligaciones sociales, como las redes sociales, el correcto mantenimiento del vehículo y aparatos tecnológicos, que absorben horas extras.

Al final hemos sustituido unos hábitos saludables (familia, amistades, cocinar) por otros hábitos insanos que van en contra de lo que la Evolución ha grabado en el Hipotálamo o Cerebro.

La única alternativa es organizarnos, para poder distribuir nuestras horas libres, en los hábitos saludables que harán que tengamos una vida más larga y feliz.

8. ORGANIZATE.

8.2 COMO LOGRARLO?

Ya se utilizaban las pinturas, como método de organización o enseñanza, por parte de nuestros primos los homínidos, un millón de años atrás, y es algo que debemos tratar de hacer, aunque de una manera modernizada.

√ Organización Semanal, para poder realizar los hábitos diarios de una manera saludable.

Un planing semanal, con el Menú por Días y la Lista de la Compra, no debe faltar en cualquier hogar, si deseamos tener una vida sana, sin sufrir obesidad o enfermedades asociadas.

Un Planing Familiar Semanal, ideal para compartir las actividades con las personas que convivimos, las actividades de mantenimiento necesarias, o de ocio saludable (incluido el caminar o correr) que tenemos que realizar, pero siempre abierto a nuevas propuestas o ideas.

Importante es dejar un tiempo libre o "vacio" para imprevistos.

√ Organización Mensual, para actividades más esporádicas, pero obligatorias cada mes.

Un Planing de Actividades Mensuales, ya sean de Ocio como ir al Cine o Teatro, de Visitas a viejas amistades o reuniones familiares, o Escapadas a la naturaleza o de fin de semana a otras ciudades.

Es importante añadir otras labores mas "odiosas" como el mantenimiento del hogar (ya sean mobiliario o de equipos tecnológicos), reuniones de padres con profesores, etc.

8. ORGANIZATE.

√ Organización Anual, o el largo plazo.

Lo ideal es la típica AGENDA, distribuida por días, que podemos adquirir en cualquier Papelería por cinco euros, para poder planificar y organizar eventos más importantes, desde las Vacaciones a Repintar la Casa, adquirir productos caros pero necesarios, etc.

√ En el Facebook "Guías Gourmet para Currantes", podrás encontrar dichos ejemplos de planing, para que los imprimas, si así lo necesitas:

https://www.facebook.com/guiasgourmetparacurrantes/

8. ORGANIZATE.

8.3 UNA RECETA O HUEVOS AL AGUA.

1 pers. | Fácil | 0,12 €/pers. | Tiempo: 5 min.

Descubriendo:

El Huevo, es la proteína del pobre según se dice, pero son proteínas más sanas que las de la carne, eso sí, está demostrado científicamente.

√ Utensilios:

- Cuchillo, Espátula de madera, cucharilla y tenedor.
- Bol, platos o recipientes.
- Una Sartén pequeña antiadherente.

√ Ingredientes

- 1 Huevo.
- 1 Taza de Agua.
- Una pizca de Sal Marina.

√ Lo Primero:

- Encendemos la Radio con una música alegre de finde.
- Poner en la encimera el huevo, agua y sal a utilizar.

√ Preparación:

√ Paso 1:

- Encendemos el fuego, a temperatura media.
- Echamos el agua a la Sartén, y la colocamos al fuego.
- Esperamos a que el agua hierva.
- Y pasamos al paso dos.

8. ORGANIZATE.

√ Paso 2:

- Con un golpe, rompemos la cáscara por el centro.
- Abrimos la cascara y echamos el huevo a la Sartén.
- Esperamos un minuto, y vamos echando el agua hirviendo de la sartén sobre el huevo, con al espumadera, en especial sobre la parte superior.
- Y pasamos al paso tres.

√ Paso 3:

- Sacamos el huevo con cuidado, con la espumadera, y lo presentamos en una esquina del plato.
- Y listo para comer!

√ **El Toque CHEFerino:**

- Ponerlo un par de minutos al Horno, nos permite conseguir que la yema se ponga un poca mas durita, en esas ocasiones, que nos salió un poco crudazo.

√ **Aclaraciones:**

- El secreto, es tener una Sartén pequeña anti adherente, cuesta aprenderlo (destrozar unas docenas de huevos, jejeje), pero merece la pena gastarse esos diez euros largos.

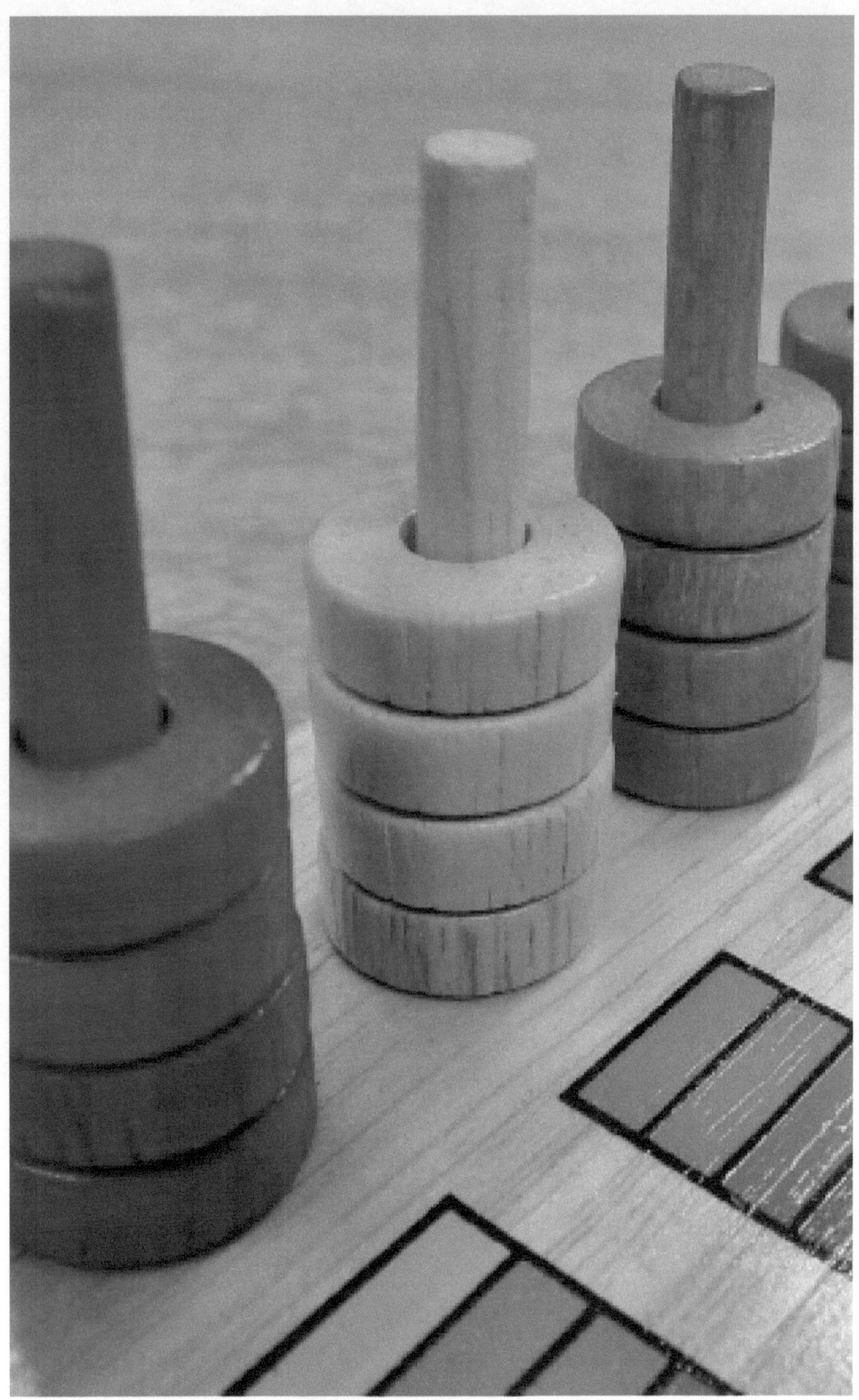

CAPÍTULO 9. MEJORA TU MENTE.

9. *MEJORA TU MENTE.*

9.1 POR QUÉ?

El Cerebro es la maquina más compleja y frágil de todo el cuerpo humano, que consume hasta el 25% de la energía diaria, y su tamaño en proporción a nuestro cuerpo, es el doble que los otros homínidos.

La Capacidad de pensar, solventar problemas, crear emociones, relacionarnos, se genera en esta parte de nuestro cuerpo, que es idéntico al que compartían nuestros antepasados el Homus Sapiens hace doscientos mil años.

Enfermedades muy minoritarias en un pasado, se han vuelto muy habituales en la actualidad, como el Alzheimer, pero dependiendo del estilo de vida o Hábito, podemos evitar o limitar el peligro de morir en vida.

√ Todos al nacer, llevamos de regalo cien mil millones de neuronas, seamos un humilde agricultor o un Einstein, que en los primeros veinte años de vida, llegan a alcanzar un peso de 1,4 kg.

Cuando envejecemos, podemos seguir conservando los cien mil millones de neuronas, o que su cantidad sea tan minúscula, como unas docenas, eso dependerá del estilo de vida o hábitos que llevemos.

Menos neuronas conservemos, mas problemas tendremos en las actividades diarias, desde pensar, trabajar, cocinar, relacionarnos, etc.

√ El realidad, lo más importante, es el numero y tamaño de las sinapsis o uniones entre las neuronas, eso es lo que diferencia a un Einstein o un Edison del resto de los mortales.
Somos nosotros mismos los que decidimos, el numero de sinapsis que poseeremos, influidos por el ambiente en el que vivimos.

√ El Cerebro se comunica con el resto del cuerpo, mediante una serie de hormonas, diciéndonos cuando parar de comer, cuando beber o cuando respirar, y dependerá de nuestros hábitos que sigan funcionando correctamente.

9. *MEJORA TU MENTE.*

9.2 COMO LOGRARLO?

D ebemos practicar unos hábitos que permitan la conservación de las neuronas, la expansión de las sinapsis o la supervivencia de las hormonas comunicativas.

√ Defender las Neuronas o Herencia Recibida, es el primer habito a adquirir, ya que son muy vulnerables a una serie de factores.

El Alcohol o las Drogas de cualquier tipo (legal o ilegal), matan millones de neuronas por horas, y personas geniales como Ernest Hemingway, después de unas décadas de consumo de alcohol, apenas podían articular unas palabras lógicas, acabando con una muerte trágica en la más horrible soledad.

Que no te mientan, la Cerveza es una droga muy destructiva o Alcohol, tanto para tu salud como para tu mente, y con respecto al vino, una copa de vino tinto (de calidad) a la semana, puede aportarnos algunos beneficios que compensan su perjuicio.

Si necesitamos el uso habitual de cualquier droga, estaremos en manos de múltiples enfermedades mentales en un futuro no lejano, además de tener graves problemas en las actividades de la vida diaria, como trabajar o comunicarnos, siendo un candidato perfecto para la depresión.

La presión social, sobre todo si somos jóvenes, para consumir drogas (legales como el alcohol o ilegales como la marihuana), es inmensa, y si pedimos al anochecer una botella de agua, un café o té, te miraran "raro", pero ahí está la opción de decir NO, de la cual hemos hablado, sino, el cambiar de círculo de amistades, es la otra alternativa que debes considerar.

√ Aumentar nuestras Sinapsis, es el segundo Hábito que debemos reconquistar, si deseamos tener una larga vida, en que la salud y la felicidad sean habituales.

Las finas sinapsis funcionan como un musculo, ejercitándolo se vuelven grandes y fuertes, además aparecen cientos de nuevas cada día, y la clave es

9. *MEJORA TU MENTE.*

INFORMARNOS, ya sea leyendo un libro, artículos de periodos, escribiendo (aunque se aun diario personal), marcándonos nuevos retos en nuestro trabajo (investigando para mejorar) que rompan la rutina.

Mi amiga Berni, siempre amante de la fotografía, paso de la cámara barata al móvil Iphone, pero como reto personal (influido por el que escribe) avanza hacia la fotografía profesional o réflex, por lo cual ha recibido algún premio en la actualidad.

Nuevos retos van surgiendo, como al Fotografía 360 o el video marketing, con los cuales va luchando y fortaleciendo las finas sinapsis en otras más musculosas, garantizándole una vida más larga y placentera.

Los NUEVOS RETOS, fortalecen las conexiones de las sinapsis, haciendo que tu memoria aumente exponencialmente, generando una mayor capacidad de solucionar problemas, todos tenemos algunas amistades que se ahogan en un vaso de agua, siendo incapaces de enfrentarse a la vida, recluyéndose en sus cuevas o hogares, con una queja continua que sienten la soledad o tristeza.

El Viajar (no es lo mismo que hacer turismo), a otros países, con culturas diferentes, de una manera autónoma o independiente (Hostel mejor que Hotel), que nos obligara a un sinfín de actividades nuevas, como buscar donde comprar un billete de bus, averiguar las líneas y horarios, comprar una entrada para el monumento que deseamos visitar o seleccionar un lugar donde comer, algo que no logáremos con un Tour organizado.

Una vida pasiva, sin retos, harán que las sinapsis se debiliten o lleguen a fallecer...

√ El Cerebro consume la cuarta parte de la Energía total, pero no le vale cualquier basura industrial, es exigente, y sin ello, olvídate de conservar mucho tiempo las neuronas o que las sinapsis crezcan.

El cerebro está formado por ácidos grasos o grasas, y necesita de ellos para funcionan correctamente, pero como es un sibarita, no le valen cualquiera, por ello es necesario un consumo (moderada y semanal) de carnes blancas o aves, de productos lácteos naturales (leche fresca, yogurt natural o mantequilla).

Existen un sinfín de ácidos grasos que dañan nuestro cerebro, desde las

9. *MEJORA TU MENTE.*

carnes procesadas a los aceites refinados, que por desgracia están en un millón de productos que compramos envasados, desde un bote de mayonesa a la bollería industrial.

Existe una clara vinculación entre el Omega 3, que encontraremos en los pescados azules de mar y en el aceite de oliva virgen extra, y un mejor funcionamiento del cerebro o Inteligencia, o como dicen Coeficiente Intelectual, que debe ser como mínimo el doble que de Omega 6.

Cualquier productos envasado que vemos en los Supermercados, incluido el aceite de girasol, lleva ingentes cantidades de Omega 6, que bloquean nuestra capacidad de afrontar nuevos retos o desarrollar la inteligencia.

Debemos adquirir el habito de comer alimentos saludables, incluido ácidos grasos, que potencian nuestras neuronas y sinapsis, eliminado la comida basura o envasada de nuestra dieta diaria.

√ El Mito del Azúcar o el Beneficio de las Multinacionales de la Alimentación, o más bien, la Droga del Pueblo.

Parece increíble, que aun se escuche que los niños e inclusive los adultos necesitan azúcar para su cerebro, dicho por supuestos "médicos" o blogueros de moda, cuando todos saben que son calorías que se acumulan como grasas inútil en nuestro cuerpo, y de paso, destruyen las hormonas que comunican a nuestro cuerpo con el cerebro.

Estas hormonas, como la Leptina, son las que dicen cuando dejamos de comer, por lo cual, primero nos generará obesidad, y a posterior, por el enorme esfuerzo de procesarla, dañara nuestros riñones, convirtiéndonos en pacientes permanentes con Diabetes.

El cerebro consume glucosa, pero debe ser procesada en nuestro cuerpo para que sea eficaz, y no dañen las leptinas entre otras, y la única manera es comer fruta, verduras y hortalizas a diario.

Las legumbres de toda la vida o los cereales integrales, son carbohidratos complejos que también se pueden convertir en glucosa saludable, si el cerebro da la orden o lo necesita.

9. MEJORA TU MENTE.

Mantén una alimentación diaria rica en frutas, verduras y hortalizas, con importantes aportaciones semanales de legumbres y celébrales integrales, que acabara convirtiéndose en un Habito saludable, que potenciara tu cerebro o como decían los sabios romanos, "Mens sana in corpore sano".

√ Un cerebro motivado y bien alimentado, es garantía de una larga vida, donde la salud y la felicidad te acompañara, gracias a las Neuronas, las Sinapsis o conexiones y las Leptinas o hormonas proteínicas.

9.3 UNA RECETA O SALTADO DE POLLO CON ESPARRAGOS

2 a 4 pers. | Fácil | 1€/pers. | Tiempo: 30 min.

Descubriendo:

Las Espárragos, nos aportan docenas de vitaminas y minerales, aparte de pequeñas cantidades de proteínas y grasas saludables, que en compañía del pollo, una de las carnes más sanas y baratas, nos darán un plato nutritivo y saludable.

√ Utensilios:

- Cuchillo, Espátula de madera, cucharilla y tenedor.
- Bol, platos o recipientes.
- Un Sartén grande, o mejor aún, WOK.

√ Ingredientes

- 250 gramos de Pollo, si es pechuga, mejor.
- 200 gramos de Espárragos Verdes, o en su defecto, medio Brócoli.
- 250 gramos de Champiñones.
- 1 Pimiento Verde grande.
- 1 Cebolla Roja.
- 2 Zanahorias.
- 3 cucharadas de Aceite, de sésamo o girasol.
- 3 cucharadas de Salsa Soja, si es Ecológica o Kikoman, mejor aún.
- 2 dientes de Ajo, o en su defecto, ½ cucharadita de Ajo triturado.
- 1 cucharadita de Mix de Especias de Oriente.
- Sal Marina y Pimienta Negra, al gusto.
- 1 Vaso de Agua o 200 c/c.
- 200 gramos de Arroz Integral o Básmati, cocido, como guarnición.

9. *MEJORA TU MENTE.*

√ Lo Primero:

- Encendemos la Radio con una música alegre de finde.
- Poner en la encimera las hierbas aromáticas y/o especias a utilizar, etc.

√ Preparación:

√ Previo:

- Previamente, debemos haber preparado el Arroz cocido, tipo Basmati o Integral.
- Lo ideal es calentarlo, cuando lo vayamos a servir con esta receta, y el microondas es el sistema más rápido.
- Y nos ponemos con el primer paso.

√ Paso 1:

- Cortamos el Pimiento Verde en trozos cuadrados alargados, tipo juliana y reservamos.
- Cortamos los Espárragos, en trozos de 5 cm y reservamos, o en su defecto, Cortamos el Brócoli, en ramitas pequeñas, tirando los trozos grandes blancos o rama, y reservamos.
- Cortamos la Cebolla Roja en trozos cuadrados alargados, tipo juliana y reservamos.
- Cortamos los Champiñones en láminas finas, y reservamos.
- Pelamos y Cortamos las Zanahorias, en trozos cuadrados alargados, tipo juliana y reservamos.
- Y nos ponemos con el segundo paso.

√ Paso 2:

- Cortamos la Carne de Pollo en trozos cuadrados alargados pequeños, tipo juliana, y la ponemos en un bol o plato hondo.
- Añadimos una cucharada de Salsa de Soja natural, tipo Kikoman.
- Añadimos ½ cucharadita de Pimienta Negra
- Removemos y dejamos macerar, mínimo 15 minutos, lo ideal, dos horas.
- Y nos ponemos con el tercer paso.

9. MEJORA TU MENTE.

√ Paso 3:

- Ponemos la Sartén grande o Wok al fuego, medio alto.
- Añadimos dos cucharadas grandes de Aceite, de Sésamo o Girasol.
- Añadimos la Cebolla Roja picada.
- Añadimos el Pimiento verde troceado.
- Removemos un minuto y.
- Añadimos los Espárragos, o en su defecto el Brócoli, o ambos.
- Añadimos la Zanahoria.
- Removemos unos minutos, hasta que empiecen a dorarse.
- Añadimos una cucharada de Salsa de Soja Natural o Ecológica.
- Removemos otro minuto, para que absorba los aromas de la salsa.
- Y nos ponemos con el cuarto paso.

√ Paso 4:

- Añadimos un Vaso de Agua, a la Sartén o Wok.
- Dejamos cocer en la Sartén grande o Wok, de 10 a 15 minutos.
- Removemos periódicamente, hasta cuando haya desaparecido casi toda el agua.
- Apartamos la Sartén grande o Wok del fuego, retirando y reservando las verduras ya cocinadas.
- Y nos ponemos con el quinto paso.

√ Paso 5:

- Limpiamos bien la Sartén grande o Wok, añadiéndole a continuación, una cucharada de Aceite de Sésamo o Oliva Virgen.
- Lo ponemos al fuego, y cuando esté bien caliente:
- Añadimos la Carne de Pollo macerada, removiéndola un par de minutos.
- Añadimos los Champiñones laminados, removiéndola un par de minutos.
- Añadimos la Verdura, ya cocinada en la Sartén grande o Wok, que teníamos reservada.
- Añadimos el Ajo en trocitos y la cucharadita de Mix de Especias de Oriente.
- Removemos dos o tres minutos.
- Añadimos una cucharada de Salsa de Soja Natural o Ecológica, tipo Kikoman.

9. *MEJORA TU MENTE.*

- Removemos de uno a dos minutos extras

√ Paso 6:

- Apagamos el fuego y listo.
- Sólo queda emplatarlo.
- A comerrr.

√ Aclaraciones:

- Una guarnición de Arroz Integral o Basmati, es el acompañamiento ideal, y recuerda, siendo el Integral, con un I.G. de 50 o medio, que al conservar su capa externa o piel, nos aporta muchos más minerales y vitaminas, pero su cocción es un poco más lenta que el blanco, aunque el Basmati también es bajo en azucares, y es más fácil de encontrar.

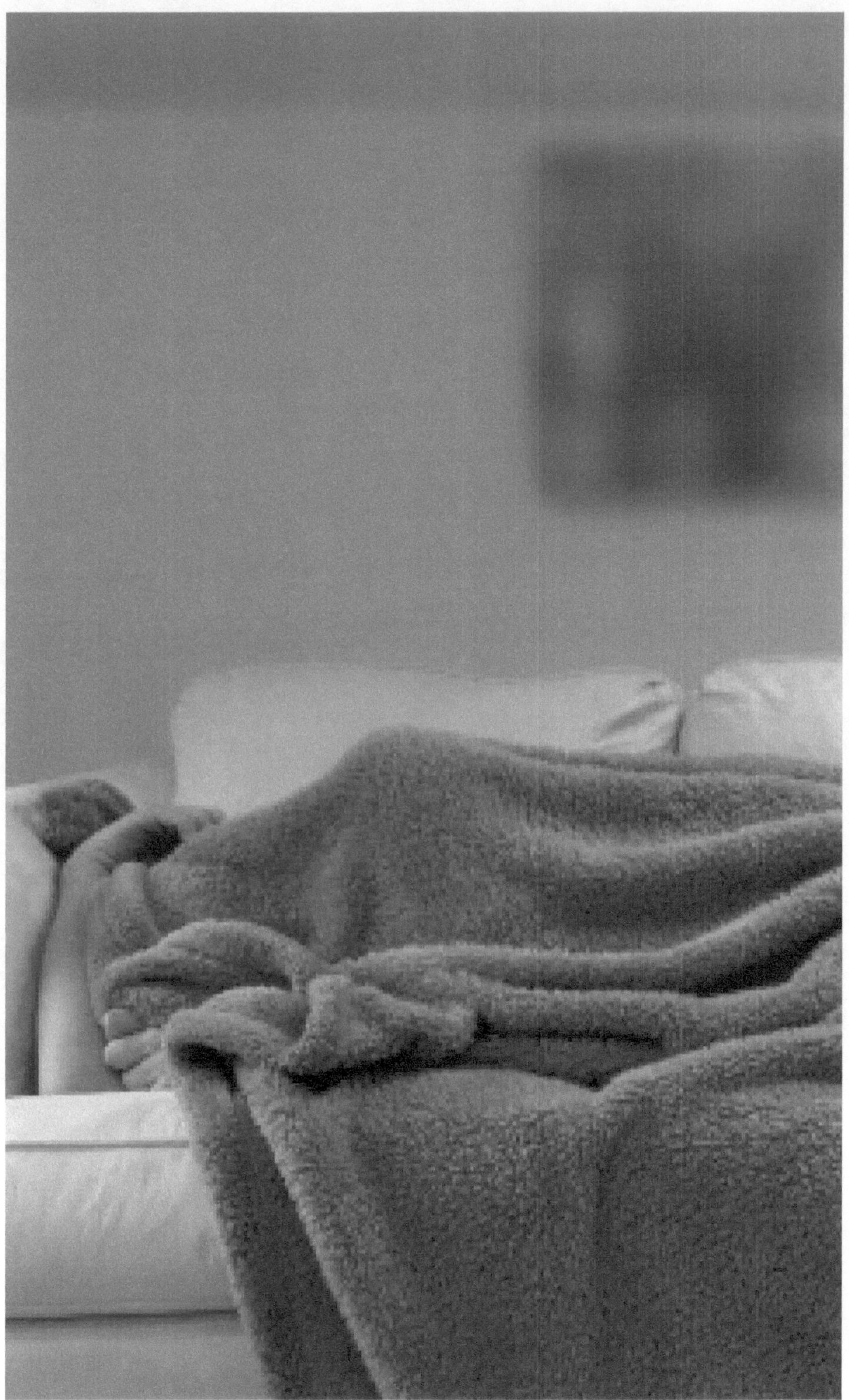

CAPÍTULO 10. DUERME Y MADRUGA.

10.1 POR QUÉ?

10.2 COMO LOGRARLO?

10.3 UNA RECETA

10. DUERME Y MADRUGA.

10.1 POR QUÉ?

El control absoluto del fuego apenas se produjo hace doscientos mil años, y la luz eléctrica apenas algo más de cien años, aunque los homínidos llevamos millones de años sobre la tierra, las viejas y saludables costumbre están grabadas en el Hipotálamo o parte primitiva del cerebro.

Nuestro cuerpo está acostumbrado a estar dormido a una hora temprana, al anochecer, después de haber escuchado algunos relatos alrededor de la hoguera, y levantarse al amanecer.

√ La Biología humana se ha adaptado a ello, ya que la misma hormona del crecimiento, que marca la altura de adulto, solo funciona en un sueño profundo, entre las 02.00 y 06.00 horas.

Alcanzar esa fase, nos lleva como media dos horas de dormir, por ello, lo más sano es estar en la cama antes de las 12 de la noche.

Cuando pasamos a la edad adulta, al hormona del crecimiento sigue trabajando, pero ya su función es regenerar nuestras células, como las de la piel...

√ La Otra gran función del dormir, es permitir que el cerebro disponga del tiempo y la energía, para catalogar toda la información y experiencia que hemos adquirido en el día, enviando lo más importante a la memoria profunda o permanente, y vaciando la memoria temporal, para así poder absorber más datos al día siguiente.

√ Madrugar o cuando sale el Sol, como siempre hemos hecho durante los centenares de miles de años de la Evolución, después de una larga noche de sueño, que debe ser como mínimo de ocho horas, volverá a activar el metabolismo rápidamente, haciéndonos disfrutar los horas diurnas, y paso, adelgazar.

10. DUERME Y MADRUGA.

10.2 COMO LOGRARLO?

Lo primero que debemos asumir es que debemos descansar un mínimo de ocho horas diarias, durante las horas nocturnas, y si realizamos un labor intelectual intensa, una breve siesta, que hasta los genios de Google o del MIT practican, es obligatorio.

Dormir no significa que el cerebro no esté funcionando, sino que lo realiza a niveles o frecuencias más bajas, que son incompatibles con las señales que emiten otros dispositivos del siglo XXI, como Televisores, Móviles o Ordenadores, por ello, debemos dejar el dormitorio vacio de equipos electrónicos.

√ El permanecer en un sueño profundo, entre las 02.00 y 06.00 horas, nos garantiza que las hormonas del crecimiento sigan en funcionamiento, permitiendo que nuestra piel se regenere, envejeciendo más lentamente.

El sol es el otro gran enemigo de la piel, por ello, el uso diario de cremas protectoras solares de mínimo 30 es necesario, sin olvidar la hidratación o cremas hidratantes.

Hay una serie de factores, algunos ambientales como los equipos tecnológicos, que impiden un sueño profundo o regenerador, o una cena muy copiosa, ricas en azucares y carbohidratos simples o comida basura.

En cambio, una cena mas frugal, con un mínimo de dos a cuatro horas antes de irnos a dormir, que incluya frutas o verduras, carnes de aves o pescados azules, y productos lácteos naturales, facilitaran nuestro sueño.

√ Permitir que el cerebro disponga del tiempo y la energía, para catalogar toda la información y experiencia, además de un sueño profundo, nos obliga a llevar cierto parámetros en nuestros hábitos de comida o actividades diarias.

Agua y más agua, un mínimo de tres litros diarios, mantendrá el cerebro y el cuerpo hidratados, permitiéndoles trabajar más eficazmente.

10. DUERME Y MADRUGA.

Consumir alimentos ricos en Omega 3, el acido graso preferido del cerebro, le hará funcionar más rápido, almacenando mayor cantidad de información en la memoria profunda o permanente, eliminando también más rápidamente la memoria temporal.

√ El Ejercicio intenso o Gimnasio, además de generarnos grandes cantidades de la hormona de la felicidad, nos provocara pasados varias horas, un cansancio intenso, que facilitara un sueño más profundo o regenerativo.

Otro de los elementos que pueden impedir el sueño profundo, es el uso excesivo del hígado, por consumo de alcohol o la omnipresente cerveza.

Las Modas son parte de los Dioses del siglo XXI, y la Glutamina es una de ellas, que nos venden en botes mensuales a treinta euros, pero si tomaras cada día de la semana un simple huevo y un vaso de leche fresca entera, sería igual de eficaz, gastándonos una infinita parte.

10. DUERME Y MADRUGA.

10.3 UNA RECETA O PIMIENTOS RELLENOS

4 pers. | Fácil | +1 €/pers. | Tiempo: +60 min.

Descubriendo:

Los Pimientos Rellenos, son un clásico de la Gastronomía del Levante, en particular de la Búlgara, copiados por los pueblos de Los Balcanes, de su antaño Conquistador, el Imperio Otomano.

√ Utensilios:

- Cuchillo, Espátula de madera, cucharilla y tenedor.
- Bol, platos o recipientes.
- Sartén
- Horno.

√ Ingredientes

- ¼Kg. de Carne picada, de Cerdo, pero de trozos sin grasa.
- 8 Pimientos grandes, ya sean Rojos, Verdes o Amarillos.
- 150 gramos de Arroz cocido, tipo Basmati.
- 1 Cebolla mediana.
- 1 Zanahoria.
- 1 Tomate maduro.
- ½ cucharadita de Pimentón de la Vera Dulce.
- ½ cucharadita de Pimentón de la Vera Picante.
- ¼ cucharadita de Ajedrea.
- Pimienta y Sal, a gusto.
- Aceite de Oliva Virgen Extra AVOE.
- 50 gramos de Harina, mejor integral.
- Agua y/o Vino Blanco.

√ Lo Primero:

- Encendemos la Radio con una música alegre de finde.

10. *DUERME Y MADRUGA.*

- Poner en la encimera las hierbas aromáticas y/o especias a utilizar, etc.

√ **Preparación:**

√ Previo:

- Cocemos el Arroz Basmati en la Olla Arrocera, con 100 gramos, tendremos más que suficiente, solo recuerda, la misma cantidad de arroz que de agua.
- Reservamos el Arroz, ya cocido.

√ Paso 1:

- Pelamos y Cortamos en tiras cortas, muy finas, la Cebolla, y reservamos.
- Pelamos y Cortamos en trozos cuadrados, muy pequeños, la Zanahoria, y reservamos.
- Pelamos y Cortamos el Tomate maduro, en trozos cuadrados súper pequeños, y reservamos.
- Cortamos la parte Superior o Cabeza de los Pimientos, y la tiramos.
- Limpiamos bien el Cuerpo de los Pimientos, quitándole semillas, lavándolos y reservándolo.
- En un Bol o plato pequeño, añadimos los 50 gramos de Harina, y reservamos.
- Y nos ponemos con el segundo paso.

√ Paso 2:

- Echamos en una Sartén mediana, dos cucharadas de AVOE o Aceite de Oliva Virgen Extra, y la colocamos al Fuego, medio bajo.
- Añadimos la Cebolla, pochándola o dorándola unos minutos.
- Añadimos los trozos de Cebolla.
- Añadimos los trozos de Tomate.
- Añadimos la Sal Marina, con ½ cucharadita suele ser suficiente, pero es cuestión de gusto, y si nos apetece, un poco de pimienta negra.
- Removemos unos cinco minutos, hasta que empiecen a ponerse blanditas, o pochadas.
- Y nos ponemos con el tercer paso.

10. DUERME Y MADRUGA.

√ Paso 3:

- Añadimos la Carne picada de Cerdo, removiéndola un par de minutos.
- Añadimos el Arroz Cocido, removiéndolo un par de minutos.
- Añadimos la ½ cucharadita de Pimentón de la Vera Dulce.
- Añadimos la ½ cucharadita de Pimentón de la Vera Picante.
- Añadimos la ¼ cucharadita de Ajedrea.
- Y nos ponemos con el cuarto paso.

√ Paso 4:

- Removemos todo muy bien, unos minutos, hasta que la Carne, empiece a cambiar de color, a ese doradito, que con sus aromas, nos harán paladear.
- Retiramos la Sartén del Fuego, y reservamos la mezcla o relleno.
- Y nos ponemos con el quinto paso.

√ Paso 5:

- Y ahora lo difícil, con una mano sujetamos Un Pimiento.
- Con la otra mano, sostenemos una cuchara, con la cual vamos cogiendo parte de la mezcla o relleno, que introducimos en el interior del Pimiento.
- Repetimos el paso anterior, hasta que el Pimento, este casi arriba, relleno de la masa o mezcla, y reservamos.
- Hacemos lo anterior con todos los Pimientos.
- Y nos ponemos con el sexto paso.

√ Paso 6:

- Sumergimos la parte superior de los Pimientos, por donde pusimos la mezcla o relleno, en el Bol de Harina.
- Repetimos el proceso, con todos los Pimientos, con el objetivo de sellar o protegerlo, al realizar su cocción.
- Y nos ponemos con el séptimo paso.

√ Paso 7:

- Encendemos el Horno, a 180 grados.
- Colocamos los Pimientos, en una Fuente, grandota, de Barro,
- Echamos medio vaso de Agua por encima, un máximo de 100cc, aunque si lo prefieres, puedes utilizar vino blanco.

- Colocamos la Fuente en el Horno, ya calentado.
- Lo dejamos Hornear, como mínimo 30 minutos, hasta que los Pimientos, por su exterior, empiecen a quemarse un poquito,
- Y nos ponemos con el octavo paso.

√ Paso 8:

- Y listo, a comer.

√ **Aclaraciones:**

- La Paprika, o pimentón húngaro, es equivalente al Pimentón de la Vera, Ahumado, Semi Picante, por ello, en cualquier lugar del mundo, se utiliza una mezcla de 50% dulce y 50% picante, como es el caso de Bulgaria.

- La Ajedrea, es otra de las claves de este plato, que con una cocción en una Cazuela de Barro, y su paso por el Horno, harán que sea un auténtico plato de la Gastronomía Búlgara.

- La tercera de las claves, es utilizar un Arroz de Calidad, tipo Basmati, que es bajo en carbohidratos, y si es Integral, mejor aun.

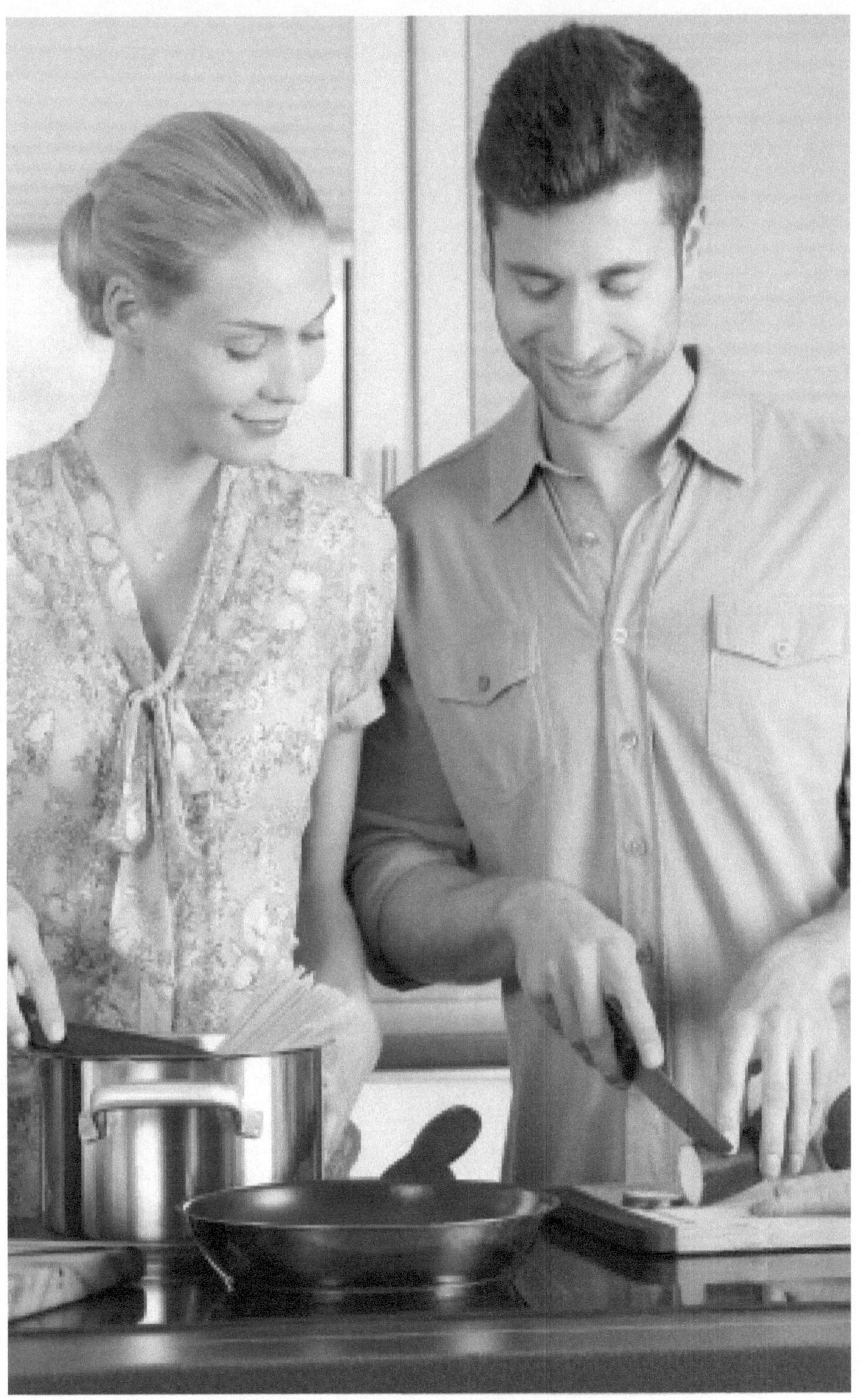

CAPÍTULO 11. COCINA EN CASA.

11. COCINA EN CASA.

11.1 POR QUÉ?

Más Cocina y menos Gym", eso dicen los que saben, y yo comparto dicha opinión, al final estar sano es un 80% lo que comemos y un 20% lo que hacemos, como típico ejemplo mi Amigo Alfonso, que va dos o tres veces a la semana a hacer deporte, y aún así, no logra controlar esos kilos de más.

Explicar la evolución del "homus sapiens" a "homus ciudad", NO nos daría tiempo en este capítulo, solo recordar, que antiguamente había que caminar varias horas para conseguir algo de comida, correr para que los dinosaurios no nos comieran a nosotros y estar en la cueva antes que anocheciera, forman parte de nuestros genes desde hace cientos de miles de años.

Comer cada varias horas (cuatro de media), un mínimo de cinco al día, cantidades moderadas, como hacía el "homus sapiens", nos hará adelgazar.

Cenar antes de las 21.00 horas, como cuando estábamos en la Cueva, nos hace adelgazar, y si de paso apagamos el móvil del "homus ciudad", más aún.

Comer alimentos naturales (frutas, verduras, pescado, algo de carne, etc.) y evitar los alimentos procesados, nos hace adelgazar.

Comer variado, nada de dietas excesivas en carbohidratos y/o proteínas y/o ácidos grasos, sino que sea EQUILIBRADO, es otro de los secretos anti KILOS.

Estas sencillas reglas en el comer, te harán ADELGAZAR...

11. COCINA EN CASA.

11.2 COMO LOGRARLO?

Con Pasión, como si nos hubiéramos vuelto a enamorar con quince años, en la vida, en el trabajo y en la Cocina, requisito básico para hacer esos platos SANOS y rápidos, que nos harán adelgazar.

Tener un equipamiento práctico (además de bonito), nos hará tener ganas de cocinar más, comer en casa, cosas SANAS y dejarnos tiempo para pasear.

√ Cocina para un Batallón, aunque sólo sea uno en casa, el tiempo escasea si tienes una vida activa, y luego guárdalo en la nevera o congélalo para otro día esos platos más laboriosos.

√ Especias y más especias, además de darle un aroma especial a tus platos, de sus propiedades medicinales, las especias ADELGAZAN! ya que sacian nuestro apetito, sobre todas las picantes.

√ Condimenta con productos de calidad, la diferencia de precio es mínima, y tu paladar te lo agradecerá, aunque tus MICHELINES prefieran el Azúcar, que engorda.

Eso sí, necesitamos unos cacharros cociniles básicos, para ser prácticos y rápidos…

√ Cocina eléctrica o COCINA A GAS? primera pregunta… y como respuesta, será como en los buenos Restaurantes:

COCINA A GAS es la respuesta, hará cambiar los aromas, y el sabor en el paladar, que nos incitara a cocinar más y mejor en casa.

√ El HORNO. Es imprescindible para cocinar PESCADO y POSTRES.

√ WOK. Cocinarás rápidamente saludables salteados de verduras y carne, con un mínimo de aceite.

11. COCINA EN CASA.

√ TAGINE (Olla de Barro). Cocinarás saludables Guisos, con un mínimo de aceite.

√ OLLA ARROCERA, te permitirá hacer otras actividades, mientras preparas ese Arroz Pilau.

√ OLLA EXPRESS, BATIDORA y otros aparatos que te hagan cocinar más rápido y mejor.

√ Los Cacharos IN, son los que debemos evitar en la Cocina, que nos incentivan a COMER MÁS y MAL, existen demasiados, pero alguno de ellos son:

MICROONDAS, solo sirve para calentar comida basura.

VASOS DE MEDIO LITRO, que son para beber un batallón.

PLATOS GRANDAZOS, que son para dar de comer a un OGRO de Tres TONELADAS.

Utiliza tamaños pequeños y razonables, pues sin pensar vaciamos el plato o vaso, aunque NO tengamos GANAS, y es fácil evitar esos excesos.

CAFETERAS tipo George Clooney, que utilizan cápsulas con aditivos y azúcares.

11.3 UNA RECETA O CABALLA DE OMEGA 3

4 pers. | Fácil | +1 €/pers. | Tiempo: 45 min.

D escubriendo:

Las Caballa, un pescado azul auténtico, del Mar, tamaño pequeño y a un precio económico (2€ a 4€ Kg), es el sustituto ideal en verano, de las Sardinas, que triplican su precio...

√ Utensilios:

- Cuchillo, Tijeras, Espátula de madera, cucharilla y tenedor.
- Bol, platos o recipientes.
- Una Olla.
- Fuente de Barro para hornear.

√ Ingredientes

- 4 Caballas.
- 1 Cebolla Blanca.
- 1 Tomate grande.
- 1 Yuca (1/2 kg). Opcional
- 1 Limón.
- 2 dientes Ajo.
- 4 a 6 cucharadas de Aceite de Oliva Virgen Extra o AVOE.
- Sal Marina, Pimienta Negra y/o Blanca, Pimentón de la Vera.

√ Lo Primero:

- Encendemos la Radio con una música alegre de finde.
- Poner en la encimera las hierbas aromáticas y/o especias a utilizar, etc.
- Preparar una Olla grande con dos cucharadas de AVOE y una pizca de Sal.
- Preparar una Fuente de Barro para Hornear con dos cucharas de AVOE y una cucharadita de Sal, bien repartida por toda la fuente.

11. COCINA EN CASA.

√ **Preparación:**

√ Paso 1:

- Limpiar la Caballa, eso no es un ningún problema, en el Súper o Pescadería, simplemente diciendo, "quítame las tripas", te lo hacen de manera gratuita.
- Si las compramos en el Mercado tradicional, que cuestan más baratas, quizás no incluyan el limpiarlas, por lo cual aprenderemos a hacerlo a continuación:
- Hacemos un corte (con cuchillo o tijeras) debajo de la cabeza por la zona de la barriguita, y continuamos hasta cerca de la cola.
- Metemos los dedos (si somos escrupulosos como mi amiga Berni, puedes utilizar guantes de plástico, jejeje), desde la parte superior de la cabeza, y vamos arrastrándolo todo, hasta el final.
- Y sacamos todo lo arrastrado, tirándolo.
- Limpiamos bien con agua la caballa.
- Opcional, aunque perderás parte del sabor al cocinarlas, es cortar la cola y la cabeza, con un cuchillo.
- Y nos ponemos con el segundo paso.

√ Paso 2:

- Ponemos al Fuego, la Olla.
- Echamos el tomate a la olla, unos cinco minutos.
- Pelamos la Yuca cortando en rodajas finas (de 1cm), y reservamos.
- Cortamos la Cebolla en rodajas finas, y reservamos.
- Cortamos los ajos en tiritas pequeñas finas enanas, y reservamos.
- Cortamos medio limón en rodajas superfinas.
- Sacamos el Tomate de la Olla, le quitamos la piel, y lo cortamos en trozos cuadrados normalitos (3cm) y reservamos.
- Y nos ponemos con el tercer paso.

√ Paso 3:

- Echamos la Yuca cortada en rodajas finas a la Olla, unos cinco minutos.
- Ponemos el Horno a 200 grados, con temperatura por arriba y abajo.
- Preparamos la Fuente para Hornear, asegurándonos que el aceite se

halla extendido por toda ella, y que estén bien repartida la Sal
-   Y nos ponemos con el cuarto paso.

√ Paso 4:

-   Encima de la Fuente de Barro Hornera, vamos poniendo una capa de rodajas de yuca (que vamos sacando con una espátula de la Olla).
-   Encima de la Yuca, las rodajas finas de Cebolla y los trozos de Tomate, sin olvidar el ajo.
-    Por fin ponemos las Caballas, dentro de las cuales si son grandes, unas rodajitas de limón.
-   Echamos una cucharadita de sal, media cucharadita de pimienta y/o pimentón de la vera y el zumo de medio limón.
-   Y un buen chorreón (de 4 a 6 cucharadas) de AVOE.
-   Y nos ponemos con el quinto paso.

√ Paso 5:

-   Colocamos la Fuente de Barro en el Horno, bajándolo a unos 180 grados.
-   Nos damos un paseo de unos 10 a 15 minutos (si son pequeñas un poquito menos, y las grandazas un poco más), para descansar del estrés lunil.
-   Pasado este merecido descanso, damos la vuelta a las caballas en el Horno (con cuidado de no romperlas, y no quemarnos), con ayuda de un trapo húmedo y un par de espátulas.
-   Nos quedan otros 10 a 15 minutos (si son pequeñas un poquito menos, y las grandazas un poco más), durante ese tiempo, preparamos una Macro Ensalada de un mínimo de cinco ingredientes (tomate, lechuga, pepino, zanahoria, cebolla, aceitunas, queso fresco, etc.).
-   Y nos ponemos con el sexto paso.

√ Paso 6:

-   Comprobamos que las caballas estén un pelín quemadas por arriba.
-   Retiramos la fuente del horno sin quemarnos (un trapo húmedo es un buen remedio casero) .
-   Y listo! ya están preparadas para emplatar, o si lo prefieres, puedes presentarlas en la misma Fuente Hornera, eso sí.
-   Decorándolas con un poco de perejil picado y un chorreón de AVOE, si eres muy aceitero, o si se te quemaron en demasía.

11. COCINA EN CASA.

- A comerrr con un buen trozo de pan integral auténtico.

√ **CHEFeriando:**

- Quitarles las espinas, además de la cabeza y cola, colocándolo en un plato bonito, es el truco cheferil para poder cobrar en los restaurantes, cinco o seis euros, por una caballa que no llega a 1 euro por unidad, jejeje.

√ **Aclaraciones:**

- La Yuca, pariente lejana de la patata, es rica en nutrientes, pero baja en carbohidratos, es una alternativa perfecta, para sustituir esa manía patatil engordakilos, pero recuerda, es obligatoria cocerla, sino tendrás problemas con tu estómago.

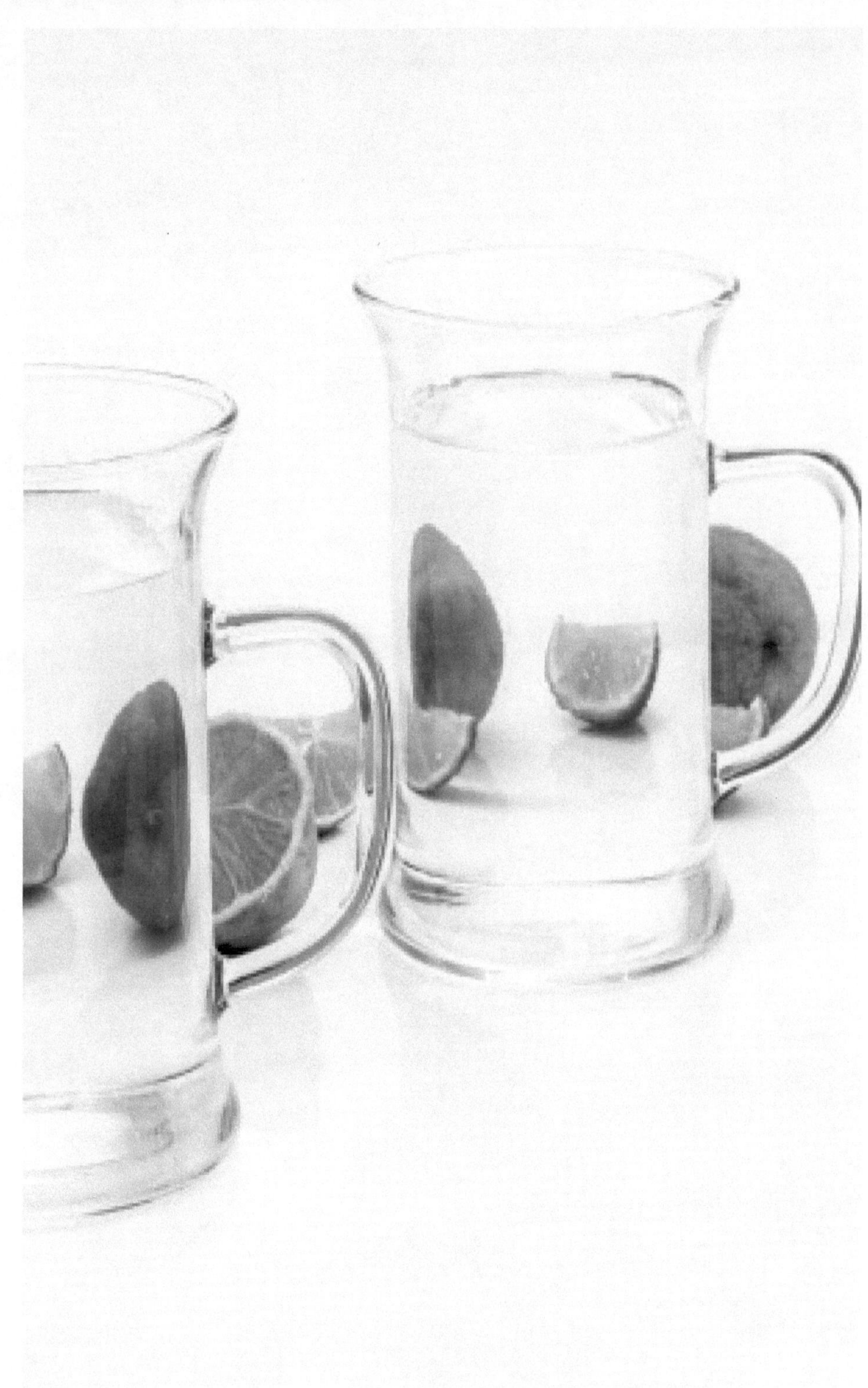

CAPÍTULO 12. BEBE MUCHAAA AGUA.

12. BEBE MUCHAAA AGUA.

12.1 POR QUÉ?

Aunque la mayor parte de los antropólogos, marcan el control de fuego, como el primer gran paso de la Evolución de los Homínidos, otros difieren, dándole más importancia al Agua, que debido a las continuas sequias, obliga al Homo Sapiens a emigrar a otras regiones, desarrollando su cuerpo de manera más esbelta y ágil.

Dos terceras partes de nuestros cuerpos es agua, si pesamos cien kilos, unos 65 kilos es agua, que debe ser purificada y regenerada cada mes, por ello, debemos adquirir el habito de beber como mínimo tres litros de agua cada día.

√ Distinguir cuando nuestro cuerpo tiene sed o hambre, es casi imposible en la vida estresante actual, que los azucares han dañado las conexiones entre nuestro cuerpo y nuestro cerebro, que en teoría debería dar las órdenes oportunas.

√ Agua es Agua, ya que nuestro cuerpo está formando por ella, por nuestra sangre no fluye Refrescos de Cola o Zumo aditivado.

Algo de pura lógica, hidratarnos con agua es sustituido por bebidas azucaradas, ya sean de origen químico o "natural", un maldito Hábito insano que debemos desterrar.

12. BEBE MUCHAAA AGUA.

12.2 COMO LOGRARLO?

Debemos beber Agua y más agua, cada hora, antes y durante las comidas, como mínimo tres litros diarios, y aunque nos obligue a ir al baño en varias ocasiones, debemos hacer el esfuerzo para crear ese Hábito saludable.

√ El 70% de las veces que recibimos la señal cerebral que nos dice que tenemos hambre, en realidad nos está comunicando que es Sed de Agua, pero se nos hace imposible distinguirlo, por ello, siempre antes de comer, debemos beber un gran vaso de saludable agua.

Existen modas, que nos comunican que lo mejor antes de desayunar es un vaso de agua con limón (o guaraná, o te, o jazmín, o cualquier cosa extraña), que nos saciara el hambre, algo que en realidad si logran, achacándolo al limón, pero no reconocen lo más lógico, es el Agua lo que provoca el efecto saciante.

Bebe Agua y Adelgazaras...

√ El cuerpo y el cerebro necesita grandes cantidades de agua para regenerarse o envejecer lentamente y trabajar más rápidamente, inclusive en las horas de sueño, ya sea a nivel interno (beber agua) o externo (crema hidrantes y refrescarnos con agua).

Bebe Agua, y envejecerás más lentamente, consiguiendo que tu cerebro funcione mejor y más rápidamente.

12.3 UNA RECETA O SALSA DE YOGURT

4 pers. | Fácil | -1 €/pers. | Tiempo: 15 min.

Descubriendo:

La Salsa de Yogurt, que con diferentes nombre se extiende por todo el Mediterráneo Gastronómico, Tzatziki en Grecia o Cacik en Turquía, aunque de uso extendido en Oriente Medio, llamada Laban en Siria y quizás la receta original proceda de la lejana India, donde es llamada Raita.

El Yogurt, natural y sin aditivos, con bacterias naturales súper sanas, con altos niveles de calcio (que nos hace ser más altos), y consumido desde hace milenios, sólo se diferencia del Yogurt Griego, es que conserva esa agua o liquidito semi transparente, es decir, dos yogures naturales que le quitas el liquido y lo aplastas un poco, es lo que conocemos como Griego.

√ Utensilios:

- Cuchillo, Espátula de madera, cucharilla y tenedor.
- Bol, platos o recipientes.

√ Ingredientes

- 2 Yogures Griegos.
- 1 Pepino pequeño rallado o ½ pepino grande rallado.
- 1 diente de Ajo.
- 1 cucharasa de AVOE o Aceite de Oliva Virgen Extra.
- 1 pizca de Sal Marina.
- 1 pizca de Pimienta Negra o Blanca.
- Opc. ½ Zumo Limón, Unas Hojas de Menta y/o Orégano, Una pizca de Jengibre y de Comino.

√ Lo Primero:

- Encendemos la Radio con una música alegre de finde.

- Poner los Yogures, Ajo, Limón, AVOE, y las hierbas aromáticas y/o especias, en la encimera a utilizar.
- Preparar la tabla de Madera con el Cuchillo para cortar.

√ **Preparación:**

√ Paso 1:

- Pelamos el pepino, y lo rallamos muy fino, con nuestro ultra moderno rallador del Chino de 1€.
- Picamos en cuadraditos súper pequeñajos el ajo.

√ Paso 2:

- En el Bol o Cuenco añadimos los dos Yogures y lo removemos un minutito.
- Añadimos el ajo picado, el pepino rallado y el AVOE, removiéndolo otro minutito.
- Echamos la pizca de Sal, la de Pimienta, removiéndolo otro minutito, hasta hallar el sabor y aroma que más os guste.

√ Paso 3:

- Y listo para Guardar o Neverear o Estomaguear.

√ **CHEFeriando:**

- Si quieres un aroma más turkish, le podemos añadir unas hojitas súper picadas de menta, o si prefieres el aroma "made in Grecia" le añadiremos unas hojitas súper picadas de orégano, en cambio si quieres hacer la receta origen o Raita "made in India", añádelo una pizca de jengibre molido y comino molido, sobre gustos no hay nada escrito, yo prefiero echarle un poco de zumo de limón, aunque a muchos no les gusta dicho sabor algo agrio.

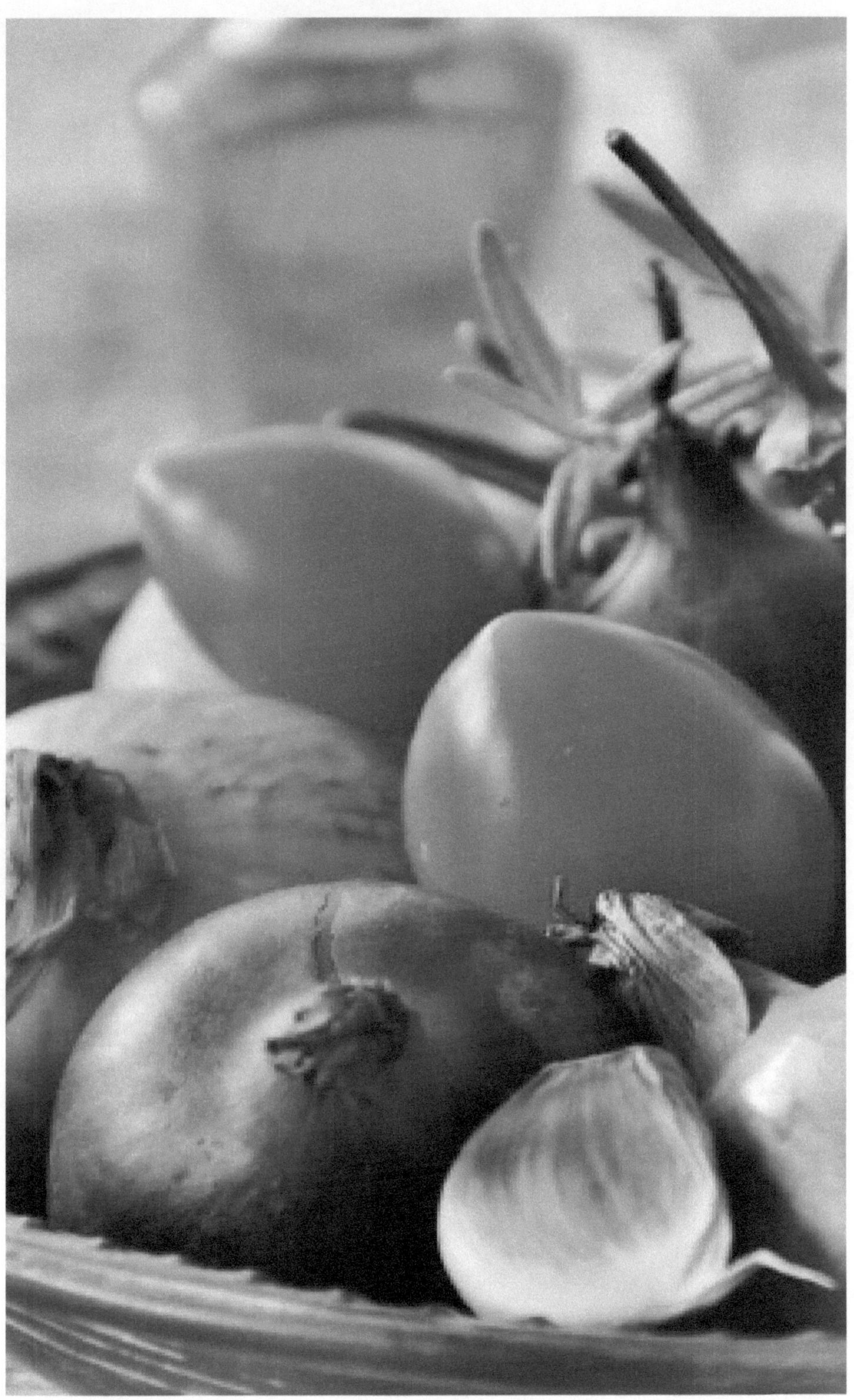

CAPÍTULO 13. AMA LAS FRUTAS Y VERDURAS.

13.1 POR QUÉ?

13.2 COMO LOGRARLO?

13.3 UNA RECETA

13. *AMA LAS FRUTAS Y VERDURAS.*

13.1 POR QUÉ?

Un viejo mito sobre la Evolución de los Homínidos, nos cuenta que estaban todo el día comiendo carne, algo irreal e imposible, ya que los animales grandes era difíciles de cazar y a veces nos cazaban a nosotros, y con respecto a los animales pequeños (conejos y aves), eran muy rápidos, aunque todas las semanas acaba uno en el fogón.

La recolección era su principal fuente de alimentos, ya fueran frutas, verduras, hortalizas, semillas de legumbres y granos de cereales.

√ Las Frutas, Verduras y Hortalizas solo se recolectan y consumían cuando eran de temporada, inclusive con la revolución neolítica o agrícola, solo se plantaban y consumían en los meses naturales que les correspondía.

√ Habitual era el consumo de legumbres y granos de cereales recolectados, que luego fueron plantados hace unos diez mil años, y cocinados sin apenas procesos extras, solo su secado como las legumbres o su machacado en los cereales, era la practica más habitual y aun sigue siendo la más saludable.

Como método de cocción, el agua era el preferido y casi único, ya que inventos industriales del siglo XIX o XX, como el aceite de Girasol, aun no existían, y por ello, aun sigue siendo el más saludable.

13. AMA LAS FRUTAS Y VERDURAS.

13.2 COMO LOGRARLO?

Camina por los Mercados tradicionales o Fruterías, te encantaran lo belleza de su frutas y verduras, en cambio, si solo visitas los Supermercados, la tentación a la comida basura será difícil de vencer.

√ Las Vitaminas, refuerzan nuestro sistema inmunológico o salud a largo plazo, aparte son necesarias para que diferentes hormonas, como la del crecimiento o la de la felicidad (endorfina) crezcan y se desarrollen.

Las vitaminas las encontramos en las frutas de temporada (un tomate de invernadero holandés es muy bonito pero su consumo poco nos aportara), verduras y hortalizas (las verdes aun mas), por lo que deben ser consumida a diario, un mínimo de cinco veces o piezas.

Mejor la variedad que la cantidad, por ello, una ensalada multicolor de más de cinco ingredientes, es obligatoria en cualquier comida principal del día, sin olvidar consumir piezas de frutas en los desayunos o meriendas.

P.D: Un zumo de naranja NO es una fruta, es la parte que lleva más azucares (aunque sea naturales) y menos vitaminas, y lo mismo podemos decir de las frutas tropicales, ricas en azucares naturales, que serán saludables pero engordan.

√ Los Minerales, son la base del desarrollo de nuestras células, esas que permiten regenerar nuestra piel, músculos y huesos.

Su consumo se remontan al origen de la humanidad, a través de las legumbres y frutos secos, que han formado parte de la Dieta Mediterránea hasta fines del Siglo XX, por lo menos en España.

Volver a los platos de lentejas, garbanzos o judías, en cantidades moderadas, pues solemos vivir en ciudades, y eso de trabajar doce horas al sol con un gran esfuerzo físico ya es del pasado, es un Hábito muy saludable que nos permitirá parecer más jóvenes y activos.

13. AMA LAS FRUTAS Y VERDURAS.

Otra fuente importante de minerales, además de ser carbohidratos complejos, que nos impiden engordar, son los cereales integrales, si es posible consumido en grano como la quínoa, sino, triturado pero sin refinar, como las harinas integrales.

Pan Integral o Pasta Integral, deben ser incorporados a nuestra alimentación, aunque no podemos hacerle caso a las vistosas etiquetas de los Supermercados, ya que suelen "modificar" su contenido en un lenguaje incompresible, vendiendo productos refinados ricos en azucares.

Recordar otra vez, que el consumo de pescados azules o Omega 3 y productos lácteos frescos (leche fresca, queso fresco y ocasionalmente mantequilla), es otra de las bases de una alimentación o Hábito saludable.

13. *AMA LAS FRUTAS Y VERDURAS.*

13.3 UNA RECETA O SALTADO DE ESPINACAS Y GARBANZOS

4 pers. | Fácil | -1 €/pers. | Tiempo: 30 min.

Descubriendo:

La Garbanzos, en bote de cristal de medio kilogramo, ya cocidos, son una rápida alternativa, para comer saludable, aunque siempre hay que ser prudentes con los extras que suelen llevar, lo normal es que sea Sal para su conservación.

√ Utensilios:

- Cuchillo, Espátula de madera, cucharilla y tenedor.
- Bol, platos o recipientes.
- Olla Grande.
- Sartén Grande.

√ Ingredientes

- Un Bote de 400 gramos de Garbanzos cocidos.
- 200 gramos de Espinacas o acelgas frescas picadas.
- 500 gramos de Patatas sancochadas o Cocidas.
- 2 dientes de Ajo, o en su defecto, 1 cucharadita de Ajo triturado.
- 1 cucharadita de Pimentón de la Vera.
- 1/2 cucharadita de Pimienta Negra.
- Sal Marina, al Gusto.
- Aceite de Oliva Virgen, mejor aun.

√ Lo Primero:

- Encendemos la Radio con una música alegre de finde.
- Poner en la encimera las hierbas aromáticas y/o especias a utilizar, queso, etc.
- Lavar la Verdura.
- Preparar una Olla grande con una cucharada grande de Aceite y una

cucharadita de Sal.
- Preparar una Sartén grande con cuatro cucharadas de Aceite.
- Preparar la tabla de Madera con el Cuchillo para cortar.

√ **Preparación:**

√ Paso 1:

- Sacamos los garbanzos cocidos del Bote de cristal, lavándolos en agua fría, dos o tres veces, dejando escurrir el agua, y lo reservamos.
- Cortamos las Patatas Sancochadas o Cocidas sin piel, en trozos cuadrados, de 3cm por 3cm y reservamos.
- Y nos ponemos con el segundo paso.

√ Paso 2:

- Ponemos una Olla a fuego lento y…
- Picamos las Espinacas o Acelgas en cuadros alargados, 2cm por 5cm (si nos sale más grande, no hay problema) y…
- Echamos las espinacas a la Olla, subiéndolo a fuego medio.
- Esperamos 10 minutos a que se cuezan, que será cuando se hayan quedado a su mitad de tamaño, y si tienes dudas, para algo están los dientes, jejeje.
- Y nos ponemos con el tercer paso.

√ Paso 3:

- Ponemos a fuego medio la Sartén grandota con el AVOE.
- Echamos ½ pimentón de la vera.
- Echamos los 400 gramos de garbanzos cocidos.
- Y vamos removiéndolos hasta que empiecen a dorarse, tres o cuatro minutos, añadiéndole una media cucharadita de Sal y el Ajo picado en trocitos pequeños.
- Bajamos el fuego al mínimo.
- Y nos ponemos con el cuarto paso.

√ Paso 4:

- Retiramos del fuego la Olla con las Espinacas o Acelgas.
- Con una espumadera vamos echando poco a poco las espinacas o acelgas a la Sartén Garbancera, removiéndolos.

13. AMA LAS FRUTAS Y VERDURAS.

- Y pasamos al quinto paso.

√ Paso 5:

- Echamos los trozos de Patatas, a la Sartén Garbancera, a medio fuego y vamos removiéndolo.
- Durante esos cinco minutos de remover…
- Probamos su sabor, y le añadimos un extra de Sal, Pimienta Negra o Pimentón de la Vera.
- Apagamos el fuego y listo! a comerrr…

√ **Aclaraciones:**

- Las Espinacas y Acelgas es un producto de temporada, de Octubre a marzo de cada año, y es habitual encontrarlas en muchos Súper o Tiendas de Verduras y Frutas por un precio medio de 1€ el paquete, sino, las congeladas son una alternativa.

Si es congelada, en una Olla con agua, a fuego medio bajo, durante unos minutos, las dejara listas para la receta viajera.

- Los Garbanzos, alto en sanísimas proteínas con muchísimas vitaminas y minerales, de gran efecto saciante como todas las legumbres.

Ojo! muchas marcas de bote de garbanzos cocidos llevan azúcares y aditivos.

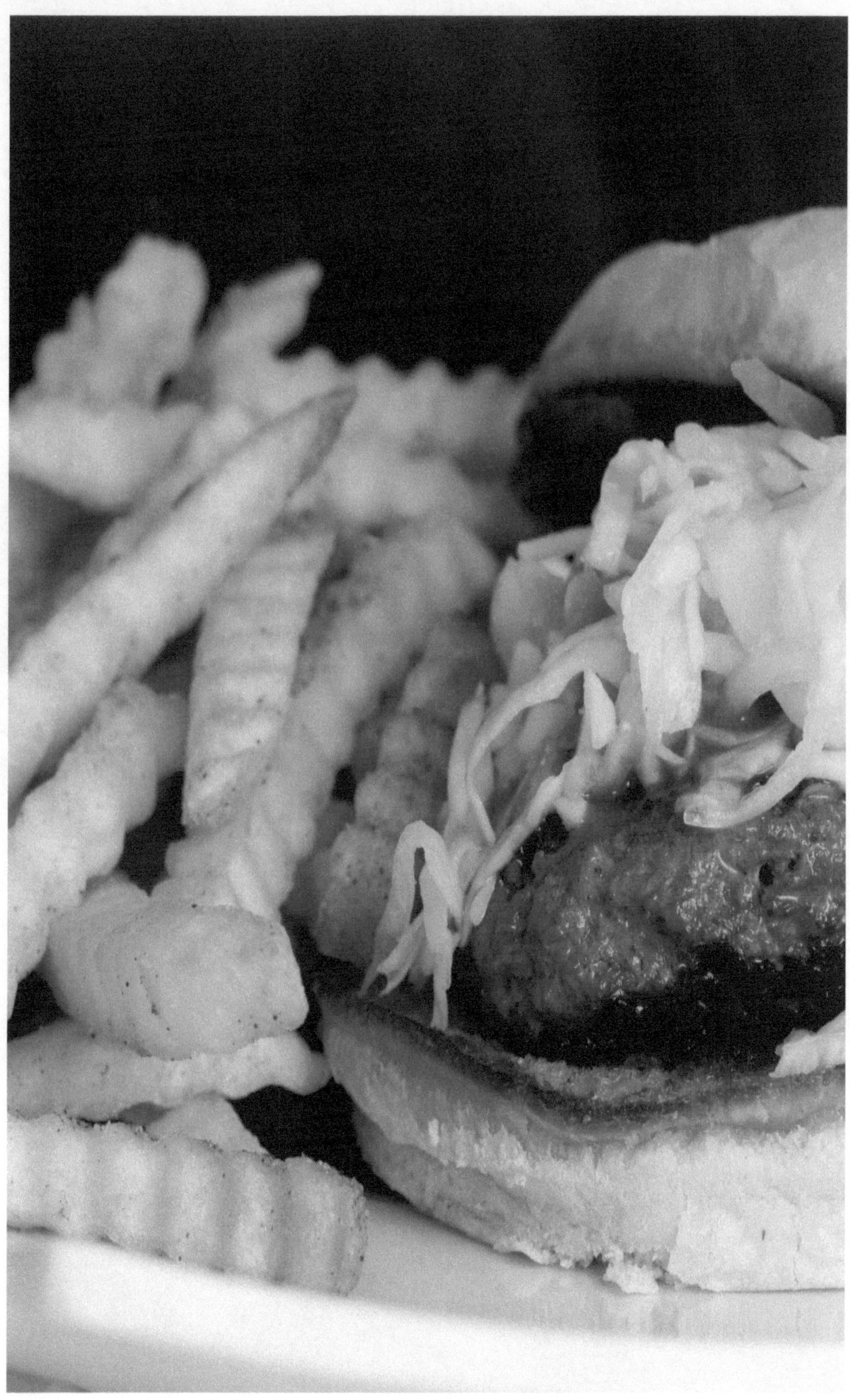

CAPÍTULO 14. ODIA LOS PRODUCTOS ENVASADOS.

14. ODIA LOS PRODUCTOS ENVASADOS.

14.1 POR QUÉ?

El 90% de los alimentos que consumimos hoy en día, no existían hace 50 años, menos aun hace millones de años cuando los primeros homínidos caminaban sobre la tierra, y ni tan siguiera hace diez mil años cuando comenzó la revolución neolítica o agrícola.

Un clásico ejemplo de ellos, es el Azúcar blanca, inventada a principios del siglo XIX por un químico francés a las órdenes de Napoleón, que buscaba un pseudo alimento barato, con muchas calorías y sabor agradable para sus tropas, que solo eran carne de cañón, como dice la Historia con mayúscula.

√ Los Alimentos Refinados también son un invento reciente, aunque se consumiera ocasionalmente, como las Harinas refinadas o blancas, que han perdido la mayor parte de sus nutrientes, pero a cambio, es mas fácil de trasportar y conservar, lo que ha permitido que una docena de multinacionales controlen la mitad de la producción alimentaria del mundo.

El Aceite de girasol, otro invento industrial del siglo XIX, que es sustituido por el más barato aun, aceite de palma o maíz, en la elaboración de sinfín de platos, en restaurantes o en la comida prefabrica o envasada.

√ En los Hogares se ha introducido la comida prefabricada, casi haciendo desaparecer la Dieta Mediterránea, que ya muchos confunden con lo que compran en el Supermercados de turno.

Cocinar con aceite de girasol, comprar pasta refinada, o masa para pizza prefabricada, nos da la ilusión que estamos cocinando, sin llegar a comprender que es comida basura, como la hamburguesas.

√ En los Restaurantes, por abaratar costes, ya que la mano de obra y sus impuestos es une esfuerzo enorme, además de que los clientes desean que les sirvan en minutos, han rediseñado los platos, sustituyendo el aceite de oliva por girasol, añadiendo azúcar para potenciar su sabor, ofertando pescados de piscifactorías, menos ricos en nutrientes pero más faciles de preparar, etc.

14. ODIA LOS PRODUCTOS ENVASADOS.

Por supuesto que existen restaurantes con platos saludables, pero su precio por comensal no están al alcance de todos, y en otros de precios medios, nos sabemos distinguirlos.

Un plato clasico de la gastronomía India, el Biryani, con arroz Basmati bajo en azucares y carne de pollo, apenas es solicitado, en cambio, otros mas turísticos, como los Curry bajos en picantes o los Balti, son los más exitosos y caros.

Lo mismo sucede con las frituras de pescados andaluzas, de pescado azul y aceite de oliva, ha sido sustituido por pescados blancos y aceite de girasol, eliminado todos los beneficios que aportaban para la salud.

√ Un Habito saludable que debemos volver a recuperar es la Dieta Mediterránea, que conlleva volver a cocinar platos en el hogar.

14. ODIA LOS PRODUCTOS ENVASADOS.

14.2 COMO LOGRARLO?

Nos infórmanos y aprendemos a leer las etiquetas de cualquier producto envasado, algo bastante difícil que requiere un largo aprendizaje, o Dejar de comprar cualquier alimento envasado, volviendo a comprar en las tiendas de barrio, ya sean Fruterías o Carnicerías, es la base para recuperar el Habito de comer saludable.

√ El Tiempo para Cocinar o las Recetas, son otro de los inconvenientes, pero solo debemos ser capaces de un mínimo de organización, siempre apoyados por algún libro de recetas saludables.

Varios de mis libros, como Recetas de Wok para Adelgazar, las Recetas de Berni o as Recetas Antikilos, te servirán de refuerzo en la selección de los platos más adecuados.

En la serie de Libros de Una Cena en Dos Horas, te ayudara a planificar las comidas.

√ Comer en la Calle o Restaurantes, si ganamos 6.000 euros al mes y tenemos tiempo casi infinito nos permitirá tener un habito de alimentación saludable, eso sí, pagando cien euros por comensal.

En cambio, si disponemos de un sueldo mas común, deberemos plantearnos de cambiar el mal habito de comer varios días al mes en Restaurantes, por una sola ocasión, en uno de cierta calidad.

Si somos callejeros, siempre tendremos la opción del Taper Ware, como hacían nuestros antepasados, ya fuera hace diez mil años o hace cincuenta como nuestros padres.

√ Cocinar en casa, es la única alternativa real, si deseamos llevar una vida saludable y no somos millonarios, olvidándonos de la "comida" envasada o prefabricada.

14.3 UNA RECETA O SALTADO DE COLIFLOR

2 pers. | Fácil | 1 €/pers. | Tiempo: 30 min.

D escubriendo:

La Coliflor, con mucha fibra, proteínas, vitaminas y minerales, es un clásico para adelgazar por su efecto saciante y bajo nivel de calorías, si no la consigues fresca, podemos comprarla congelada en el Supermercado.

Los Huevos, pura proteína, sustituyen parcialmente a la carne, para esos carnívoros empedernidos, además, aporta vitaminas y minerales extras, y tiene bajos niveles de grasas.

√ Utensilios:

- Cuchillo, Espátula de madera, cucharilla y tenedor.
- Bol, platos o recipientes.
- Una Sartén grande.
- Una Olla.

√ Ingredientes

- 1 Coliflor mediana.
- 2 Huevos.
- 2 dientes de Ajo, o en su defecto, ½ cucharadita de Ajo triturado.
- Aceite de Oliva Virgen Extra.
- Sal y/o Pimienta Negra al gusto.

√ Lo Primero:

- Encendemos la Radio con una música alegre de finde.
- Poner en la encimera las hierbas aromáticas y/o especias a utilizar, queso, etc.
- Preparar una Sartén pequeña con dos cucharadas de Aceite.
- Preparar una Sartén grande con cuatro cucharadas de Aceite.

14. ODIA LOS PRODUCTOS ENVASADOS.

- Preparar la tabla de Madera con el Cuchillo para cortar.

√ **Preparación:**

√ Paso 1:

- Cortamos el tallo o rama grande, y las hojas verdes de la Coliflor, y lo tiramos.
- Vamos cortando la cabeza (llo blanco) con unos dos o tres centímetros de tallito, y reservamos.
- Pelamos y Cortamos en trozos muy pequeños, los Ajos, y reservamos.
- Y nos ponemos con el segundo paso.

√ Paso 2:

- Le quitamos las cáscaras a los huevos (rompiéndolo con un golpecito) y echamos el interior a un Bol.
- Batimos o Mezclamos los huevos, o revolverlos bien con un tenedor, echándole un pizca de sal, otra de pimienta negra, un par de minutos, y reservamos.
- Y nos ponemos con el tercer paso.

√ Paso 3:

- En la Olla, echamos unos dos litros de Agua, una pizca de Sal y Aceite.
- Colocamos la Olla, al fuego medio, esperando que el agua hierva.
- Añadimos los trozos crudos de coliflor, y lo dejamos cocer de media unos 20 minutos.
- Comprobamos con un tenedor, pichando en los trozos de Coliflor, que entra bien o están blanditas.
- Si aun están duras, lo dejamos otros cinco minutos de cocción, sino, tiramos el agua de la Olla, y reservamos la Coliflor cocida.
- Y nos ponemos con el cuarto paso.

√ Paso 4:

- Ponemos a fuego medio la Sartén grande, con dos cucharadas grandes de Aceite de Oliva Virgen.
- Cuando esté bien caliente el aceite, continuamos…
- Añadimos los Ajos picados, rehogándolos o removiéndolos un minuto.

14. ODIA LOS PRODUCTOS ENVASADOS.

- Añadimos el Pimentón de la Vera, y removemos medio minuto.
- Añadimos la Coliflor Cocida, y removemos dos o tres minutos, para rehogarlas.
- Y nos ponemos con el quinto paso.

√ Paso 5:

- Añadimos los huevos batidos del bol, por encima de la Coliflor rehogada de la Sartén (recuerda ponerla a fuego alto).
- Removemos tres o cuatro minutos, hazlo que los huevos batidos se hallan mezclado con la coliflor.
- Y nos ponemos con el sexto paso.

√ Paso 6:

- Podemos añadir un extra de Pimentón de la Vera, Pimenta Negra o Sal, al gusto.
- Retiramos la Sartén del fuego, y emplatamos.
- A comerrr.

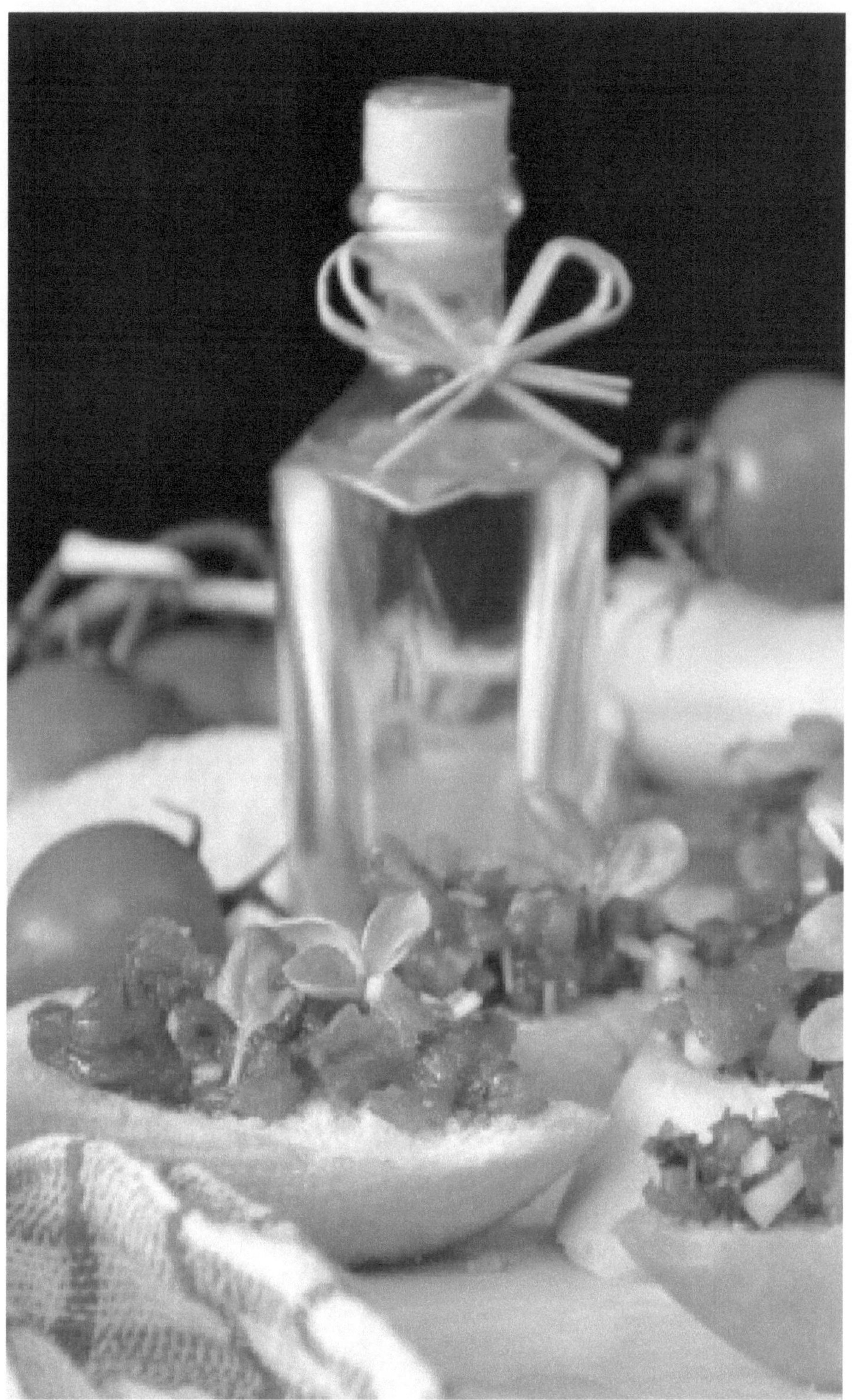

CAPÍTULO 15.

REPASANDO.

"Hábitos y Estilos de Vida para Adelgazar"

Doce Hábitos o reglas, que debemos recuperar para tener una vida saludable, feliz y plena.

√ CUIDATE. Cuida tu higiene corporal, tu manera de vestir, amándote a ti mismo y a los demás.

√ MUEVETE. Camina, Corre, y ten una vida activa.

√ DIVIERTETE. Ríete, de la vida o de ti mismo y compártelo con los demás.

√ APRENDE A DECIR "NO". Decir esa palabra maldita, no es un sacrilegio, reforzando tu carácter ante los demás.

√ INFORMATE. La Información y la Comunicación, te permitirán mejorar tu salud, y relacionarte con más facilidad.

√ ORGANIZATE. En un mundo tan estresante, el tiempo escasea o eso creemos, una buena planificación y organización te permitirán un sinfín de actividades o hábitos saludables.

√ MEJORA TU MENTE. La Cultura te permitirá vivir más años y felices, sin que te afecten las nuevas enfermedades del Siglo XXI.

√ DUERME Y MADRUGA. Un sueño reponedor te permitirá ser más producto en la vida, ya sea en el trabajo o con tu familia.

√ COCINA EN CASA. Una alimentación saludable solo podrás obtenerla si te atreves a cocina en casa.

√ BEBE MUCHAAA AGUA. Somos un 65% agua, y sin ella no regeneramos nuestra mente o cuerpo.

√ AMA LAS FRUTAS Y VERDURAS. Son la base de vida sana y larga, olvídate de los mitos carnívoros.

√ ODIA LOS PRODUCTOS ENVASADOS. Un veneno para tu salud física y mental, que nos mata lentamente.